# 海外の薬剤師を訪ねて

京都薬科大学教授
岡部 進

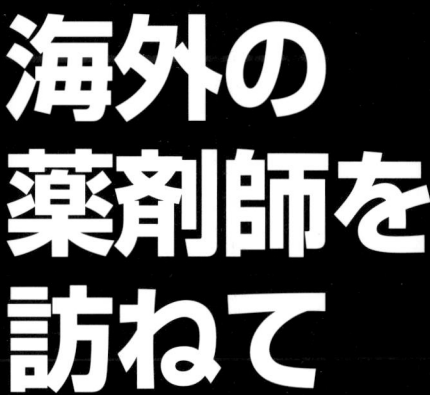

株式会社 新興医学出版社

From Russia with Love, I fly to you
Much wiser since my goodbye to you
I've traveled the world to learn
I must return from Russia with love.

I've seen places, faces, and smiled for a moment,
But oh, you haunted me so.
Still my tongue tied, young pride
Would not let my love for you show
In case you'd say no.

　　　　　　　　映画「ロシアより愛をこめて」の主題歌

# 推薦の序

　御高承の通り，医薬分業の進展を契機に各分野の薬剤師業務が大きく変化し，特に，医療関係分野の薬剤師が，ようやく本来の職能を生かした業務内容になってきました。このような現場の薬剤師業務の変化にともない，それに対応した薬学教育，特に，薬剤師養成教育の改革への要請が強くなり，その結果として，医療薬学分野のカリキュラム強化を中心に，薬学全体のカリキュラムの見直しが図られ，結局それを修得するためには，6年間の教育が必要と認知され，早ければ平成16年2月頃に学校教育法等が改正され，平成19年度にも6年制学部の薬学生が募集されることになります。これら一連の薬学教育改革により，ようやく，日本も欧米諸国並みの薬剤師養成教育を受けることが可能になってきました。このような中，同時併行として，諸外国に比べ，遅れ気味である薬剤師職能の確立を考える上で，各分野の薬剤師の業務の見直しが始まる中，さらに薬学部新設ラッシュによる薬剤師過剰時代を見据えて，現在の薬学生・薬剤師，そして，教職の各位は将来に向かってさまざまな不安感をお持ちのことと思います。このような状況下においては，薬剤師職能の先進国である欧米諸国の現状を十分に把握することによって，日本における薬剤師の将来像をしっかり描く必要性があります。そういった意味では，まさに本著は時宜を得た非常に参考になる本と言えるでしょう。

　特に，本書は著者である岡部先生ご自身が実際に各国の教育現場や第一線の薬剤師の現場を訪問され，インタビュー的に取材され書かれたものであり，諸外国の薬剤師業務の現場をリアルに知ることができる，日本においてはきわめて数少ない貴重な本であると言えます。また取材地の歴史なども紀行文的に書かれており，楽しく非常に読みやすく書かれています。恐らく，本書を読まれた読者の多くは，すぐに，実際に自分の目で見るために各国へ行く衝動にかられると思います。まさに"百聞は一見にしかず"という気持ちになります。ひょっとしたら，岡部先生は，それを期待されたのかもしれません。本書を読まれた薬学生・薬剤師が1人でも多くの欧米諸国の薬剤師の実態を実際に現地へ行って知っていただき，カルチャーショックを受けることが日本の薬剤師の将来のために必ず役に立つと信じてやみません。

平成15年10月22日

社団法人　大阪府薬剤師会

会長　児玉　孝

# はじめに

　「京で昼寝」－。この言葉は，京都がまさに文化の中心として栄えた室町時代後期か，江戸時代の初期にでも作られた言葉であろう。その意とするところは，－地方にいては，仮にある人にかなりの才能があり，さらに自己修練を加えたとしてもその到達できるところは知れたもので，都のレベルには太刀打ちできない。しかし，京の都に行けば，普段昼寝ばかりしていても，ひょっとするとその時代をリードしている第一級の人物に会うことができ，また直接的に，または間接的にその教えを受ける機会に恵まれ，自らのレベルアップが期待できる。つまり，学問芸術で一流の域への到達を望むなら，まず京へ行き，都の水を飲め?という教えであろう。「昼寝」を広く解釈すれば，ぼんやり比叡山や鴨川の流れを眺めていてもよい，あるいは祇園の芸妓や舞妓に見惚れてもよい。「京で学問」とも「京で猛勉強」とは言っていない。都に出て，朝から晩まで一生懸命勉強では，多くの人は疲れるだろうし，一歩間違うと挫折感に苦しむことになりかねない。古来，都には優秀な人物が掃いて捨てるほど蝟集している。都に来て，例えば光悦や光琳などのように，100年に一度の逸材と会ったら，競争相手と考えるより，また才能の差を知らされ嫉妬に苦しむよりは，「京で昼寝」に来たくらいに軽く考え，道を変えるか，またはさっさと帰郷すればよい，という解釈もできる。歴史に残る人々の多くは若い頃「京で昼寝」を経験している。むしろ京に来ず，田舎で大成した人が少ないくらいであろう。あの坂本龍馬も，土佐の田舎で平凡な一藩士として務めていたなら，維新回天の大事業はできなかった筈だ。脱藩してまで「江戸や京で昼寝」したからこそ徳川300年の世をひっくり返せたのであろう。華岡青洲も紀州の片田舎で地域医療に徹したならば，一介の医師で終わった可能性が高い。しかし，青年時代，笈を負って京に遊学，当時の最先端の医学を学んだからこそ帰郷後画期的な麻酔薬が調合でき，世界で最初の全身麻酔薬の施行に成功したと思われる。バルザックの小説「知られざる傑作」の中に「わたしは無名の，ただむやみに絵が描きたいヘボ絵描きです。ついこの間，諸芸の源なるこのパリへやって来たものでございます」という主人公の言葉がある。「パリで昼寝」をしに来たのであろう。

　さて，現代の「学問・芸術の都」は，パリも含めて，やはり欧米諸国にあるといっても過言ではなかろう。筆者の所属する学問分野は薬学である。薬

に関する文献は，はるかメソポタミアやギリシャ時代にも見い出せるし，職業としての薬局も欧州では13世紀前後には確立されている。その後現代に至るまで，各国の歴史と伝統を踏まえて，着実に発展をしてきている。また米国は独立後，欧州諸国とはことなり，医療薬学の面では世界をリードしているのは周知の事実である。一方，わが国は明治維新前後で，西洋の学問（オランダ，ドイツなど）に触れ，既に150年の歳月が流れている。その間，薬に関する学問も欧米諸国に学びながらも，独自の発展をとげてきている。筆者は，薬大で一教員として学部学生や大学院生に薬学を講じている。研究者としては成果を発表するために，努めて海外の学会に参加し，学会の合間や移動日には，訪問した国の薬学部，病院薬剤部，町の薬局などを訪ねている。そこで，教員や薬剤師さん（以下薬剤師と敬称略）と話し，西洋事情をお聞きしている。扉裏に記したジェームス・ボンドは，国家の特命を帯びて諸国で活躍したが，また沢山の場所を訪ね，人々と会い，そして微笑を交わしてきたとある。筆者の場合は，大学や政府機関などの要請で，海外での正確な情報を蒐集したわけではなく，あくまでも一薬学関係者として「海外で昼寝」をした程度である。しかし，格言通りに，昼寝をしながらも，多くの事を学び，感心することが沢山あった。以下に述べる訪問記が，薬学教育に従事されておられる教員，薬学生，大学院生，各方面で活躍中の薬剤師諸氏，あるいは薬学の教育制度，職能に関心をお持ちの関係各位が諸外国の現状を理解するのに，少しでも役立つことがあればと願っている。

　　　平成16年 初春　京都山科にて

　　　　　　　　　　　　　　　　　　　　　　　　　　岡部　　進

# 目　次

1. ハレアカラの銀剣草 …………………………………… 1
2. 薬剤部のソクラテス …………………………………… 6
3. 南太平洋の薬局 ………………………………………… 12
4. マインツのポケベル …………………………………… 18
5. ウプサラで「Why?」 ………………………………… 23
6. ロングビーチの病院 …………………………………… 29
7. ホノルルの「ロボ魔神」 ……………………………… 34
8. 薬局の都、ウイーン …………………………………… 40
9. ゼンメルワイスの銅像 ………………………………… 45
10. ゼンメルワイス大学薬学部 …………………………… 51
11. ハンガリーの薬学概論 ………………………………… 58
12. マウイ島の講習会 ……………………………………… 64
13. 銀嶺遙かノルウエー …………………………………… 70
14. コカコーラの故郷 ……………………………………… 76
15. エルサレムからメルボルンへ ………………………… 83
16. 南十字星の輝く国で …………………………………… 91
17. クイーンズランド大学薬学部 ………………………… 97
18. 東欧の古都クラコー …………………………………… 102
19. ヤゲロニアン大学薬学部 ……………………………… 108
20. グーテンベルグ大学付属病院薬剤部 ………………… 113
21. それからのポケベル教授 ……………………………… 119
22. ペーチ薬物博物館 ……………………………………… 125
23. ニグロ薬局 ……………………………………………… 130
24. サンフランシスコのcompound薬剤師 ……………… 136
25. バークレイのcompound薬剤師 ……………………… 142
26. 草裡の東瓜暗に長ず …………………………………… 148
おわりに ……………………………………………………… 154

# 1. ハレアカラの銀剣草

　ハワイ諸島の一つにマウイ島がある。かってカメハメハ大王（？-1819）が君臨し、一時は捕鯨の寄港地として栄え、今は高級リゾート地として有名な島である。島の南側には標高3,000mを越すハレアカラ火山が聳えている。頂上まで完全に舗装されており、麓より約1時間で登れる。火山といっても、ハワイ島のキラウェア火山とは異なり、完全な死火山で、山頂近くでは茶褐色の、まるで火星の表面のような、広大な火口が眺められる。山の頂上には、ハワイとチベットにしか生えていないという珍しい植物の群落がある。現地名は「ヒナヒナ」、英語では「シルバー・スウォード」で、日本語では「銀剣草」と訳されている。多数の銀色の葉が剣の形をしているからであろう。例年8月に行くせいか、この花が咲くのを実際に見たことはない。しかし、絵葉書などでみると、株の中心から2メートル程度の花茎が蒼空に屹立し、黄褐色の美しい花が咲くようである。

　例年8月になると、このマウイ島で南カルフォルニア大学（USC）薬学部・医学部・歯学部共催の夏期講習会が開催される。ハワイ在住の知人（レイモンド沓内氏）の勧めでここ5年ほど連続して教室のスタッフや院生達と

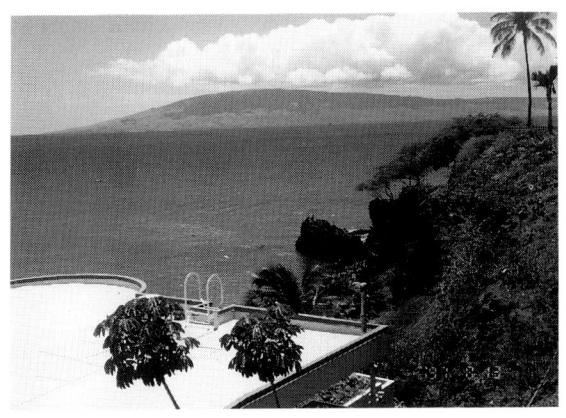

1-1　マウイ島にて

参加した。毎日，朝7時～12時まで90分授業が3コマあり，5日間で計15コマの講義を受講している。初めて参加した時は，朝の早さと薬学とはいえ，内容が専門外であったので，6～7割程度しか理解できなかった。しかし，3年目となると，会場も同じであり，夜早く寝る努力をしているせいか，朝の起床が楽になり，内容もかなり容易に理解が出来た。とにかく，医療薬学全般にわたる最新の講義であり，いずれも興味深く聞くことが出来た。講師はUSCの薬学部・医学部の教授以下講師クラスの教員，卒業生，または外部の大学，企業のベテランであった。ワシントンから薬務関係の行政官もこられ，医療問題についての講演もあった。

特に印象に残った講義は，カリフォルニア大学（UCLA）病院の外科学教室所属の薬剤師（Assistant Clinical Professor）の3回にわたる講義であった。まさに筆者が長年，薬剤師とはこうあるべきであろう－という業務を十分に果たされておられた。その外科教室では，臓器移植が主らしく，現在可能な移植は全部実施されているとかであった。もっとも，わが国でもこれからの外科イコール臓器移植である？とはある外科の教授から聴いていたが。

さて，第一回目は臓器移植において最大の問題となる拒絶反応を抑制する薬物療法の話であった。シクロスポリン，タクロリムス，そしてステロイドなど，多くの移植手術時における薬物の使用例を詳細に説明された。さすがに外科教室所属とあって病名に関しての知識の深さには感心した。薬系大学出身者とは考えられない程の学識を持たれていた。医局内で，同僚である外科医から日々多くを学んでいるのか，あるいは外科学の講義に積極的に参加して必要とする病気，術式などを十分に習得しているかもしれない。話しぶりも温厚で，知識と経験に裏うちされた重厚さが感じられた。2回目の講義では，移植時に起きる各種の感染に対する薬物治療の説明であった。この講義もまた沢山の抗生物質の特徴を説明された。ただ単なる感染症の治療ではない。あくまで新たな臓器が体内に移植されている患者における感染の予防であり，また感染後の治療である。つまり，薬物でいえば，シクロスポリン投与下における抗生物質などとの併用効果，副作用の発現に対する対応である。3回目は，臓器移植時，特に腎臓移植，には血圧が上がる場合が多いという。したがって，この移植を受けた患者における血圧の調整も大きな問題となるようで，この日は移植を受けた患者に対するたくさんの降圧薬の説明がなされた。薬物治療に関するかぎり，この薬剤師さんが完全管理しているようであった。

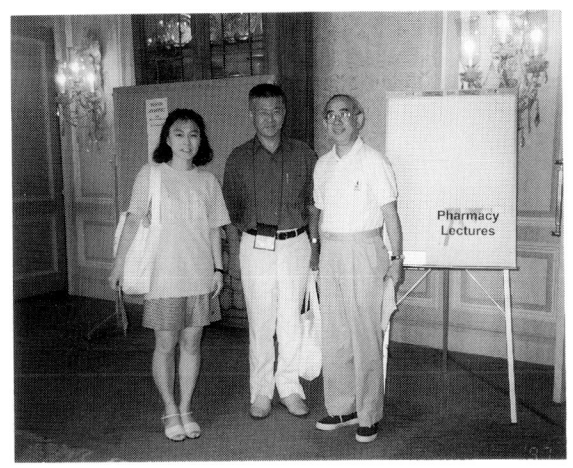

1-2 チャン（Chan）教授（右端）

　米国では今後臓器移植の必要性は増える一方であり，目下各地で移植センターが次々に増設されているとも聞いた。それは，移植外科専属の薬剤師の需要が更に増え，薬大卒の就職口が拡大することを意味する。病院への就職口が狭く，また今後，定員増が期待できないわが国からみると羨ましい限りである。目標を明確に定め，教育制度を充実し，使命感をもって社会の需要に応えていく限り，そこには無限の発展があるのであろう。講義が終了後この先生とお話しをした。

　—薬物の使用に当たって，外科医からの注文はありませんか？　つまり，医師によっては，特定の薬物の使用を指示されませんか？
　「外科医は移植手術に全力を上げているし，薬物に関しては，われわれ薬剤師の仕事と認識している。医学部は薬学部と異なり，薬理の講義時間は少なく，医師になってからも薬物，特に最新の薬物，に関する知識の習得時間は少ない。したがって，移植時にどのような薬物を選択するかは薬剤師任せである。もちろん，中には指示を出される先生もおられるが，最終的にはわれわれに任してくれます」
　（外科医の中には，薬物に造詣が深く，自分の患者に使用を希望する人もいると思うが，この薬剤師の講義を聞いたならば，まず薬物治療に関してはノータッチが最良と思うだろう。「餅は餅屋で」ということわざがあるが，

この薬剤師は十分に餅屋の域に達しているようだった)
　—それでは，先生は所属する外科教室では，Indispensable（余人に代え難い）な人となりますね。
　「まァ，そういうことになりますね・・・」とニッコリされた。

　もう一人の臨床薬剤師は，USC病院のClinical Pharmacistであり，「重症治療室」に所属され，外科教室の薬剤師と同じく，20人の患者の薬物治療を一手に引き受けているという事であった。講義の後で質問をした。
　—薬物の選択は，すべて医師の指導下にありますか？
　「以前は医師が薬物治療も実施していたが，現在ある程度の規模の病院では，医師は診断が主であり，薬物治療に関しては薬剤師に任せる例が増えている。薬物に関しては，医師によるステップオーバーは少ないし，特に若い医師はわれわれ薬剤師を頼りにしているように感じている」
　以上二人の薬剤師は，いずれもPharm Dの肩書きを有し，毎日病棟に出かけ，一人一人の患者さんに十分な服薬指導をしていると言われた。
　このように，薬剤師の理想像とも言うべき人達の講義を拝聴した。もちろん，米国の薬剤師の全てがこのような病院での臨床薬剤師ばかりではなかろうし，一般の薬局で勤務する薬剤師が多いのは十分に承知している。ある意味ではこのように医師と同格にその業務が果たせる薬剤師の数は少ないかもしれない。しかし，この二人のように医師から絶対の信頼を寄せられ，薬物に関してほぼ100％任せられる薬剤師がいることは，多くの薬剤師にとっては誇りであり，また模範であり，希望になるのではなかろうか。話を聞きながら，薬に関してこれだけ深い知識を有する薬剤師がわが国からも続々と輩出してくれるとよいと思った。

　その夏，マウイ島の観光に来られたN大学の脳外科のI講師とホテルで一緒になった。講習会も終了した日であったので，夜12時過ぎまでお話する機会を得た。
　—先生は，手術の時に必要な薬物について薬剤師と相談することはありますか？
　「薬剤師と相談したことは，一度もありませんね。薬剤部長とは時々会議でお会いする程度ですね」
　—脳の手術時には，薬物はあまり使用しないのですか？

「いや，$H_2$-ブロッカー，プロトンポンプ阻害薬，塩酸パパベリンなど結構色々の薬物を使用しますよ．とくに最近は△△△という麻酔薬を使っていますが，術後の覚醒が早くていいクスリですね」

―米国の外科教室には専属の薬剤師がいるようですが，将来日本の外科にも専属の薬剤師が必要とは思いませんか？

「麻酔医は絶対に必要ですが，薬剤師は必要でしょうかネェ？」

欧米で麻酔学の重要性が認識，確立された後に，わが国でも麻酔専門の医師が誕生し，今日に至っている．薬剤師による薬物治療も今後その重要性を認められれば，麻酔医のように，真に医療機関で医師と同等に活躍できるIndispensableな臨床薬剤師が誕生するのではなかろうか．もちろん，そのためには臨床面に進む薬剤師の教育はさらに充実し，その知識，経験および使命感が米国並みに成熟しなければならないのは当然であるが．わが国の薬学専攻者の中には，国際的な業績を上げている人が数多くでているし，創薬部門でも大活躍している人が多い．今後は臨床薬剤師としても実績を有する優秀な人材が出て欲しいものである．また，米国の薬大生のほとんど（＞95％）が病院薬剤師を希望する理由の一つは，その給料の高さにあるとも言われている．製薬企業への就職よりも遥かに高給と聞く．わが国においても，外科でも内科でも眼科でもよい，医局に常勤出来るくらいの知識，経験を有する薬剤師にはある程度の高給を支払って頂きたいものだ．それにより，薬物治療に万全を期すことでき，適切かつミスの少ない医療ができるのではなかろうか．そのためには，やはり現在の教育制度の早急かつ根本的改革は不可欠であろう．医師は診断，外科医は手術が本分であると同じく，薬剤師もまた薬物治療という職能で医療の山頂に到達出来，「銀剣草」のように美しい花を咲かせる日が来ることが熱望される．

## 2. 薬剤部のソクラテス

　白黒映画時代の名作「舞踏会の手帳」では，富豪の未亡人が古い手帳を持って華やかなりし若き日の思い出を拾うため旅に出る。一緒に青春を謳歌した男友達に再会するが，いずれも塵労の中にあり，人生の悲哀を知る—と言う筋であった。筆者も，青春時代の一頁をめくる機会があったので以下に記す。

　モントリオールで開催された国際学会の帰途，曽遊の地である米国のフィラデルフィアに立ち寄った。筆者はこの町も含め，米国で計3年間の留学生活を送ったが，帰国以来30年余の歳月が過ぎ，往時茫々となりかけていた。飛行機の窓から眼下に広がる町の姿が見え始めると懐かしさで胸が一杯になった。市役所の尖塔にあるウイリアム・ペンの銅像を眺め，また空港に降り立った時，まるで青春時代に再突入したように感じた。当時流行っていた音楽「ロミオとジュリエット」が響いてくるような気もした。ホテルは大学近くにあったが，以前われわれ留学生（黒川清先生，東海大学医学部）が良く遊んだボーリング場を改造したようであった。
　翌日，ペンシルバニア大付属プレスビテリアン病院を訪ねた。新しい高層

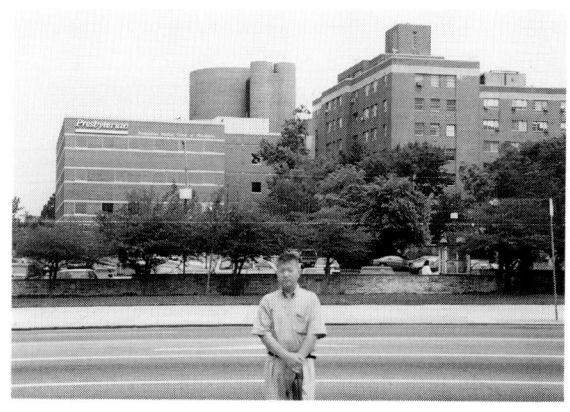

2-1　プレスビテリアン病院前にて

ビルが幾つか建築されており，筆者が学んだ2階建ての研究室はその中に挟まれて，いずれ解体されそうな雰囲気であった。所属していた内科を訪ねるとなんと当時の秘書がいまだ勤務されて居られた。教授はとうに引退し，目下重症のパーキンソン氏病で，もはや面会も無理との事であった。研修生であった友人達も町を離れていた。

今回の訪問は研究室に寄ることと，今一つはその病院の薬剤部見学であった。その旨を話すと，秘書はただちに薬剤部長に電話され，筆者のことを紹介してくれた。午前中の忙しい時間帯のようであったが「いま直ぐでも」との返事を頂いた。薬剤部の入り口までいくと，ガラス窓にビラが貼ってあり「当病院では，ブランド名とは関係なく当州で一番廉価な薬物を最優先で使用している」と書いてあった。中に入ると部長が笑顔で迎えてくれ，しばらくの間いろいろと話をして頂いた。筆者が去った，2年後に勤務され始めたようで，筆者のボスや研究での同僚である医局の人々とは職務上親しくしていたとかであった。筆者の突然の訪問にも拘わらず簡単にOKして頂いた理由が判った。

よく整備された薬剤部で，部長室から見られる範囲では10名前後の人が働いておられた。部長は近くにあるフィラデルフィア薬科大学を卒業され，この病院に就職されたようであった。

まず，米国の薬学教育のこと，年限，国家試験のことなどをお聞きし，それから日常の業務についての説明を受けた。内部も案内して頂き，部長が考案したという特性のヒートシール用の器械についても説明して頂いた。合間に，次々と壁に設置された管から送り出される処方箋に素早く目を通されていた。彼が大学で学び，また実社会で得た知識の全てをもって，処方せんに目を通し，一瞬の内に精査しているようであり，プロとしての凄さを感じた。しかし，その部長との会見で一番印象に残ったことは，氏が話す言葉が実に穏やかで，筆者の質問にも丁寧に答えて頂いたことであった。薬剤部に働く人間としての自覚と，また豊富な経験と，膨大な情報で支えられているようであり，白衣を着た哲学者のような重厚な風貌であった。髭の濃い人であったので，薬の世界のソクラテスという感じを受けた。時々他の薬剤師に指示をされていたが，その実力と人柄で部内は十分に押さえが効いていることが感じられた。以前は，筆者のボスや，仲間や，病院の寮で一緒であった医師達から出される処方せんもこの筒から，この薬剤部に送られ，前任の部長の

精査を受けてから薬袋に詰められていたのであろう。
　このような部長のおられる薬剤部ならば，医師もクスリの事は処方せんを出した瞬間に忘れるのではなかろうか。この病院にいる時，薬剤部に一度も出入りしなかったことが後悔された。午後は，服薬指導に出掛けて，患者さんとの対話に時間を十分に割かれているとかであった。この部長なら少々難しい患者に対しても，適切に対応が出来るであろうと初対面にも拘らず畏敬の念を持った。こういう薬剤部長のいる病院でわが国の学生・院生諸君が実務研修を受けることができたら，と思ったほどである。

　佐賀鍋島藩に伝わる秘本「葉隠」は，藩士山本常朝の言葉を書き留めたもので，武士の有様についての私見が細かく描かれている。「武士道とは，死ぬ事と見つけたり」という有名な言葉がある。書の一節に，立派な武士とは「恭々しく，苦みあり，調子静かなるがよし」とある。たしかに，刀を真横に引き据え凜（りん）とした武士の姿は決まっているし，そこには威があるような気がする。もちろん，われわれは武士ではなく薬の世界で生きる人間であるから，刀の代わりに乳棒と乳鉢を脇に置いている。したがって，処方せんを手にした時「恭々しく預かり，真剣な目で読み，薬を処方し，そして静かに患者に渡し，説明する」薬剤師であれば，その場が病院の薬剤部であれ，また町の薬局の中であれ，世間の尊敬と信頼を受けるのは当然であろう。しかし，ある一節では「武士はやたらと笑うべからず。半年に一度片頬で笑う程度でよし」ともある。確かに，意味不明な笑いは不要であるが，医療人である以上笑顔は大事で，常時「両頬」に溢れるくらいあって然るべきであろう。もちろんそのような姿勢を堅持するためには，実務面での日々の研鑽が必要であり，また何よりも薬剤師としての哲学，文化が必要であることは言うまでもない。

　翌日，飛行機の時間まで若干余裕ができたので，その部長氏が卒業したという薬科大学を訪問した。筆者が留学直後，一時下宿していた友人宅から歩いて7〜8分程度の距離にあったので驚いた。留学当時その大学の存在を知っていたら，その大学に頻繁に出入りしていたであろうと思った。受付けで名刺を出して，誰方かと少時お話出来ればとお願いした。筆者の専門が薬理であることを伝えると，薬理学教室に連絡がつき，研究室の場所を教えて頂いた。歴史170年余という米国でも古い大学のようで，いかにも伝統校らし

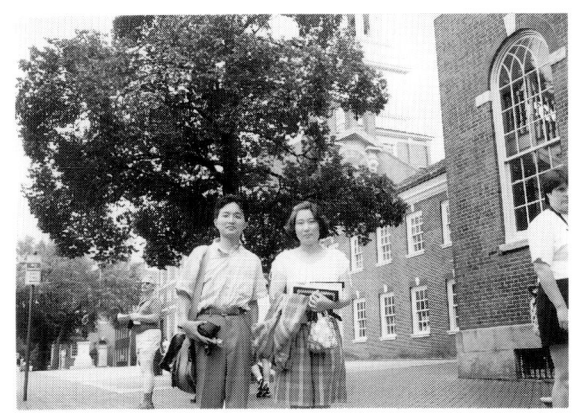

2-2 フィラデルフィア市内観光の院生

い雰囲気が感じられた。まず，二人の助手から教育制度，男女比，講義，就職状況などをお聞きした。興味深かったのは，米国の薬学部では，卒業生は原則としてその大学の教員にはなれないという不文律があるとかであった。理由をお聞きしたが，その発端については彼女らも知らないようであった。もちろん二人とも，他大学卒業であった。過日，本学にミシガン大学薬学部の部長，評議員や教授が訪問されたが，その時の教授は例外的に卒業生とかであり，改めてこの制度は少なくとも米国の薬系大学では一般的な習慣のようであると判った。フィラデルフィアもミシガンも伝統校であり，優秀な人材が輩出しているだろうし，また母校の教員として後輩の育成に適切な人もいるのではないか，と思ったことである。

助教授もまた女性であったが，筆者が参加したモントリオールでの学会でも発表されたとの事であった。その時の会話で一番印象に残ったのは学部学生に対する実習方法であった。当然，動物を使用して実習をされていると思っていた。ところが「薬理学の実習は，動物を使用せず，コンピュータでのシミュレーションのみ」と聞かされた。実際にパソコン上で，一例として心臓に対する種々の薬物の効果を紹介された。音響入りの見事な模擬標本で，これならばわざわざ動物を使用しなくても薬理作用は十分に理解出来るのでは—と思うくらい精妙であった。ジギタリスなど数種類の薬物が表中にあり，適当な薬物をマウスで選び出し，Inを押すと心臓に変化が出始め，Outを押すと薬液が除去され，次にWashを押すと心臓の動きが正常に戻り次の薬物

の効果が検討できた。薬物の併用効果も見ることができた。心臓の動きに併せてドキンドキンという擬音が鳴っており，本物の心臓よりも迫力があった。もちろん，その薬大においても永年動物を使用して実習を行っていたようだが，動物愛護，職員の不足，および立派なシミュレーション装置の開発の結果，「動物実習よさらば」となったようであった。卒業生のほとんど（>95%）が，病院薬剤師を目指しており，企業などに就職する人はまれという事実がこの方式への変換を支持したのかもしれない。フィラデルフィアやお隣のニュー・ジャージー州には大手の製薬企業があるが，学生達の目は向いていないとの事であった。理由は，企業よりも薬剤師としての給与が高く，また社会的にも尊敬される職業であるから，との直截な答えが返ってきた。さらに，この大学には合成系の教室も幾つかあると言うので，この大学の教員の創薬に対する興味の有無をお聞きした。答えはノーで，薬の開発には関心はなく，学生が病院などで活躍する時に必要な学問を深く研究されているようであった。この辺がわが国の大学とは発想が根本的に異なると思った。

　テレビで見たが，米国の空軍のパイロットはまず模擬操縦室でのシミュレーションで徹底的に訓練をしてから戦闘機に乗り実地訓練を受けていた。薬学教育もこのような視聴覚装置をフルに使用して教育効果をアップしていく必要があるのは間違いなかろう。いずれわが国でも病院または薬局で勤務する薬剤師の学部教育に動物実験の体験の是非は真剣に検討されるべきであろう。少なくとも，医療薬学の先進国では実験動物を使用した薬理実習は消滅したようであった。もっとも，米国と異なりわが国の薬科大学の卒業生は製薬企業と医療（病院・薬局）の両面に進出するので，この方法の良否は疑問であるが。筆者は学生時代には製薬学科に在籍し，また卒業実習は有機系の教室を希望していた。しかし，薬理学実習でカエルの心臓での灌流実験が非常に楽しく，動物実験に魅せられた。あの時，カエルでなく，シミュレーションであったならば，果たして薬理学に興味を持ったか否かは不明である。わが国の薬学生は，入学当時は進路が未定である場合が多いので，動物実験の楽しさなどの教育は不可欠であろうが，学部生全部が動物実習を受ける必要はないと思う。

　帰国後，その実習ソフトのサンプルを入手したので，日本私立薬科大学協会の薬理学教科検討委員会で紹介した。その後ソフトを注文した大学もあっ

たと仄聞している．ともあれ，時代と共に教育内容も実習方法も適切に改変し，最新の海外事情も蒐集しておくべきであろうと思った．今回の旅では映画の未亡人と同じく，ボスの療養や友人達の離散など寂しいことも知ったが，深沈重厚な薬剤師に会え，また新式の実習方法を学ぶ事ができ，手帳に書き留めることが出来たのは嬉しいことであった．

## 3. 南太平洋の薬局

　北欧の神話に「オンディーヌ物語」がある。オンディーヌは海神（半人半魚）の一族で，その娘のひとりが陸に上がり，人間の若者と恋をする。やがて失恋し，悲しみのあまり海に身をなげて死ぬーと言う筋である。ただし，死ぬ前にその恨みを晴らすため若者に呪いをかけた。その呪いの標的はなんと呼吸の自動中枢であり，若者は以後意識的に呼吸筋に指示して，息を吸ったり呼（は）いたりしなければならなくなる。少しでもこの指示を忘れば直ちに呼吸は止まり，酸素欠乏で死ぬ。つまり眠ることが出来なくなったのである。結局，若者は死に，娘の恨みは果たされた。この物語をもとに，呼吸中枢の自動能が不全の患者の病名は－Ondine's Curse オンディーヌの呪いーと命名され，今でも使用されているようだ。この神話を聞いたデンマークの童話作家は，その結末があまりにも悲惨なので，娘は呪いをかける代わりに若者の幸福を祈りながら海に飛び込み，水の泡となるように脚色した。その泡は空に舞い上がり天使となり，「風の精」として南の島に飛んで行くことになる。そう，あの有名なアンデルセン（1805－1875）の「人魚姫」物語の誕生であり，若者は王子さまとなった。ここでは「人魚姫」の精が吹く南太平洋の島々に，薬剤師さんを訪ねた時の事をご紹介しよう。

　夏休みを利用して小学生の娘とタヒチに行ったことがある。そこは，筆者が学生時代にモーム（1874－1965）の小説「月と6ペンス」を読んで以来，一度は訪ねてみたいと思っていた憧れの地であった。天才画家ゴーギャン（1848－1903）をモデルにした小説で，「最後の楽園」として有名になった所である。また同じ頃観た映画「チコと鮫」で透き通るようなタヒチの海の景色にも魅せられていた。1週間ほど滞在したが，海は予想以上に蒼く澄み切り，毎日娘と泳いだり潜ったりした。また珊瑚礁で囲まれたボラボラ島では，偶然「チコと鮫」の撮影時に舞台装置の主任であったと言うヌイ・ベン氏とも夕食を共にする事が出来た。「人魚姫」の優しさのせいか，朝夕，何処にいても海からの微風が感じられて心地良かった。ある日，中心地であるパペーテの町を歩いていると，かなり大きな薬局が目についた。窓越しに中を覗くと，薬剤師とおぼしき白人の男性がおられた。タヒチはフランス領で，

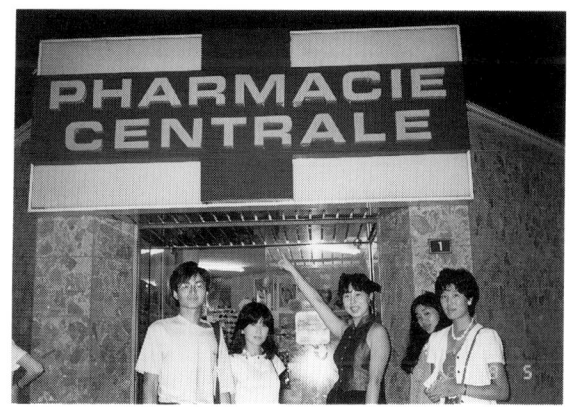

3-1　タヒチの薬局

　白人のほとんどはフランス語を使用していたので，この薬剤師との話は無理かと思った。しかし，中に入り「ハロー」と声をかけると，案外に流暢な英語で応対して頂いた。まず彼が薬剤師であることを訊ねてから，しばらくの間話をした。タヒチ生まれであるが，なんとパリの薬科大学で勉強し，薬剤師免許を取得後，帰島されたとのことであった。教育年限をお聞きしたら，「薬剤師として働き始めるまでに実地訓練を含めて6年以上の教育を受けた」，と言われた。「タヒチといえば，遥かな国だ，もう二度と訪れてくることはあるまい。‥‥‥」と，「月と6ペンス」の終章で主人公が述懐するように，タヒチからパリまでは現代においても遥かな距離だ。壁に掲げられていた一枚の免許証の持つ重みにいたく感動した。

　日本での制度を聞かれたので「4年制で，卒業後直ちに国試を受験し，合格すれば薬剤師になれる。免許取得前の長期研修は必要ではない」と言うと，「Is that all ?」と聞かれた。その言葉の響きのクールさと，顔に浮かんだ表情からは明らかに「日本の薬剤師の就学年限は短い，その程度の勉強で一人前のファーマシスト（薬剤師）になれるのか？」と感じられたようであった。休暇で心身ともにリラックスしていたので，いきなりボデーブローを打ち込まれたような気がした。一瞬「この薬局には寄るんじゃなかった」と後悔した。もっとも，わが国に何処か発展途上国から薬剤師が来られ，「私の国では，薬学は2年制で薬剤師の免許が取れる」と，言われれば当方も同じよう

な反応を示すかもしれない。しかし，その国の社会情勢を考慮すると，一概に「それで全部？」とは言いかねると思うが。以前テレビの報道で，チベットかネパール辺りに住む山岳民族では，医師になるにしても，ベテランの医師のもとで，1～2年の修業を積むだけであり，後は実地で腕を上げていく過程が紹介されていた。講義や実習の中では生薬の採取法や効能も教えられていたので，薬剤師の役割も兼ねているようであった。ある医師と患者とのやりとりも映されていたが，医師の患者に対する診察と薬の飲み方の指示など優しい態度には頭が下がる思いであった。

以前，香港で環太平洋の諸国を中心にした国際学会があり出掛けた。受付で書類を貰ったら，主催者から夕食会への招待状が入っていた。会場は香港でも一番高いビルの最上階にあり，途中エレベータを3回乗り換えねばならなかった。会場につくと，4方ガラス張りで，香港の夜景が真下にあった。この階は個人所有で，余程の事がない限り貸し出さないとかであった。所有者と主催の香港大学の内科の教授が親しくされているのか，その夕は貸し切られ，一階下の調理場から見事な料理が運ばれてきた。約40人の学者夫妻が招待され，筆者のテーブルには8人の客が席につき，筆者の両隣には，シドニー大医学部の教授と，東南アジアの医学部教授が座られた。シンガポールかマレーシアの教授のようであったが，うっかりと聞き漏らした。お二人の会話を聞いていると，シドニーの医学部では近々に8年制に移行し，医学教育のさらなる充実を語られていた。ところが，東南アジアの教授は医学部は5年制に短縮し，薬学部は3年制に短縮したとか云われた。左右で全く反対の話で驚いた。世界的には，医学・薬学の発展に従い，終業年限の延長が検討されている時，短縮する大学もあるのかと呆気にとられた。「短縮教育で大丈夫ですか」とお聞きすると，「問題は全くない」とのことであった。要するに無駄な時間を切りつめただけで，今まで通りの教育課程は全部済ましていると自信を持って云われた。日本薬剤師会にも問い合わせたが，今もってどの国の薬学部が3年制に移行したのか不明であるが，その国のカレンダーとシラバスを拝見したいものである。1学年が少数の学生の場合は，講義時間の調整は可能であろうが，これだけ急速に発展しつつある薬学を3年制で，4年制なみに消化・吸収できるのであろうかと思った。

さて，タヒチの薬局に戻るが，経営の方をお聞きしたら，「ここでは，医

師よりも薬局のほうが高収入である」、と少し自慢気に言われた。米国では薬剤師の給料はかなり良いといっても、医師のそれには比較できない。日本でもそうだが、どの国でも一般に医師は高収入である。しかし、タヒチでは少なくとも一部では逆転しているようであった。フランスでも薬局はある程度流行れば、医師の収入を抜くのであろうか？理由を聞くと「われわれはビジネスをしているから」という答えが返ってきた。タヒチでは医師の給料がそれほど高くないのかもしれない。それにしても、薬剤師として最善を尽くし、その経営努力に伴っての高収入とすれば結構な話だと納得したし、日本でもいつかそういう時代が来ればよい－と思った。海外とはいえ薬剤師の給料が高いことを知ったのは嬉しかったが、修業年限に関してわが国の制度が一寸軽くみられたのは残念－と強い陽射しの照り返す石畳の通りに戻ってから痛切に思った。

同じ南太平洋に浮かぶフィジーにも夏休みを利用して院生や学生達と遊びに行ったことがある。かなり熱い陽射しを期待していたが、貿易風（ミストラル）が吹いており、日中でもやや涼しいくらいであった。首都のスバでは、モームが小説「南太平洋」などを執筆したというグランドホテルなどを見物した。繁華街を歩いていると薬局があったので寄った。店頭に白衣を着た二人の若い女性がいたので薬剤師かと思って声をかけたら、「私達はセールスガールです」、という返事と笑顔が返ってきた。言葉も態度も底抜けに明るく陽気な女性達であった。

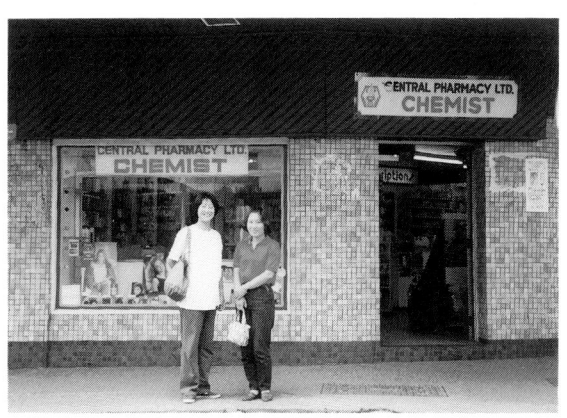

3-2　フィジーの薬局

## 3．南太平洋の薬局

　薬剤師に面会をお願いすると，奥にある調剤室からサリーを着た女性がまるで薬師如来か観音さまのようにシズシズと出てこられた。インド系のまだ20代も後半くらいの若い女性の薬剤師で，鼻翼にはダイヤが飾ってあった。タヒチの人がパリで勉学だから，この人はインドで勉学かなと思ったら，ニュージーランドの薬科大を卒業されていた。こちらの質問に対するハキハキした返事，薬や病気に対する知識の深さが感じられた。年齢から考えてもそれらの知識は実社会で学んだのではなく，学生時代は，熱心に勉強し，優を揃えて卒業したのではと推察出来た。筆者が抗潰瘍薬の研究をしていると言うと，そのお店で取り扱っている制酸薬，$H_2$-拮抗薬と，当時出始めたプロトンポンプ阻害薬を持ってこられ，それぞれの効果と価格を丁寧に説明された。また，「この国では良い薬でも高価な薬は一般には出せません。主として制酸薬などの安価な薬を使用していますが，効果は十分に出ています」と，言われた。「失礼ですが，お店のオーナーのお身内ですか？」とお聞きすると，「いえ，雇用されています。近い内に独立し，自分のお店を持つ予定なので，目下お金を貯めているところです」と，答えられた。収入はこの国の職業としてはかなり良いとかで，表情にも落ちついた雰囲気が感じられた。辞す時に，時間を頂いた事に謝意を表し，「素晴らしい薬局を開いて下さい」と，言ったら笑顔が浮かんだ。この薬剤師は，これからこの地域の医療社会で有能な一員になるであろうと思った。

　卒後間もなく，実社会の第一線で働くこのような若い薬剤師をみると，甲子園児が高校卒業後，いきなりプロ野球のマウンドに立っているような気もする。改めて，大学教育も実社会での研修に期待するだけでなく，ある程度即戦力が発揮出来る程度までレベルアップしておく必要性があろう。この薬局で学んだことは，お店には2種類の人がいるという事であった。つまり，OTCや歯ブラシなどの日用品を売るセールスガールと，処方せんを取り扱う薬剤師であり，薬局内での分担は歴然としていた。薬剤師は処方せん以外の物には一切タッチしていないような雰囲気であった。ダイヤと雑貨を一緒に取り扱う商人のダイヤの品質・価格を誰もが信用しないと思う。われわれ薬の世界に住む者にとっては，ダイヤにも匹敵する薬を雑貨と一緒の手で扱っていては自らの価値を下げるだけではなかろうか。店を出たら，オーナーらしい男性が箒で店の外を掃除されていた。

ホテルのあるナンディの町にも薬局があったので一寸寄った。そこでは，由々しき話を聞いた。そこの薬剤師もニュージーランドの薬科大を出られたとかであった。ニュージーランドには今まで薬科大は2校あったが，その薬剤師の卒業された大学は最近廃校になったと言って残念がっておられた。私が知るかぎり，海外の事ではあるが，薬科大が廃校になったと聞くのは今回が初めてであり，その理由が気になった。ニュージーランドの薬科大もオーストラリアと同様に多分私学であろうが，なぜ閉鎖に至ったのだろうか。経営が拙くなったからであろうか，学生数が減ったからであろうか，または教員不足であろうか。それとも国として必要以上の薬剤師を養成しており，それを適正数にするため一校を廃校にしたのであろうか。この話が，大変だと思ったのは，これらの理由で薬科大が廃校に追い込まれるならば，日本でも将来同じ事が起きる可能性があるからである。いつか，折りをみて同国で唯一となった薬科大を訪問して教育事情などをお聞きしたいものだと思っている。——最近の情報では，この国にも，もう一つ薬科大学が新設されたとかである。

　この章では南海の二つの国を訪ねた折りの話を述べたが，童話のとおり涼しい風が吹いており，「人魚姫」の精に感謝であった。しかし，「人魚姫」は，なぜ風の精に変身して南の島々に飛んで行ったのであろうか。たんに失恋を忘れるために？　または掟破りのために一族の住む世界に二度と戻れなかったために？　わが家にある子供向けの本では，物語は次の人魚姫の言葉で終わっている。「私は，暑さに苦しんでいる人々を涼しい風で慰めてあげよう」。「人魚姫」に芽生えた王子への愛は人々への奉仕の精神へと昇華されたようである。マザーテレサの言葉に「みずからが痛みを感じるまで，恵まれない人々や苦しんでいる人々に施しを続けて欲しいのです」―がある。彼女も子供の頃「人魚姫」を読み，その結末に心打たれたのではなかろうか。
　アンデルセンが活躍した時代には，タヒチやハワイは既に発見されていたが，彼がこれらの島々を旅行したとは寡聞にして知らない。しかし，陽光に乏しい北欧の悲恋物語を灼熱の国へと運び，爽やかに一件を落着させた彼の想像力には感心せざるを得ない。時おり雑誌のグラビヤやテレビでタヒチやゴーギャンの事を見聞きする。はてしない太平洋の蒼茫，その上を吹き渡る涼風，そして満天の夜空に煌めく星屑。スバの町ではもう新しい薬局がオープンしたであろうか？

# 4．マインツのポケベル

　ドイツのほぼ中心部にあたるフランクフルトからアウトバーンにのって西へ約1時間車を飛ばすと，マインツという町に着く。広大なブドウ畑に囲まれ，またライン河を上下する舟便を利用して繁栄し，一時は主都として機能したようだ。町の中央には千年の歴史を持つロマネスク式建築の大聖堂があり，その周りに人口約20万の町が緩やかに広がっている。この町には，歴史に名を残す偉人が住んでいた。そう，あの印刷機を発明したグーテンベルグ（1397－1468）である。町の中央広場には，彼の銅像があり，またすぐ近くには彼を記念した博物館がある。そこには，彼が考案した印刷機の模型から，最新式のタイプライターまでが展示してある。圧巻は，現在世界で数巻しか残っていないという聖書である。見事な印刷技術であり，各頁に描かれている飾りの絵は昨日印刷されたような印象をうける。このマインツに友人がいる。グーテンベルグのように後世に名を残すとは思えないが（友よ失礼！），マインツの町に住む人々にとっては大事な人である。今回はその友人を皆さんにご紹介しよう。

　私の友人ストッフクーヘン氏は現在マインツ大学付属病院の小児科の教授である。専門は未熟児である。もちろん，生粋のドイツ人であり，筆者より

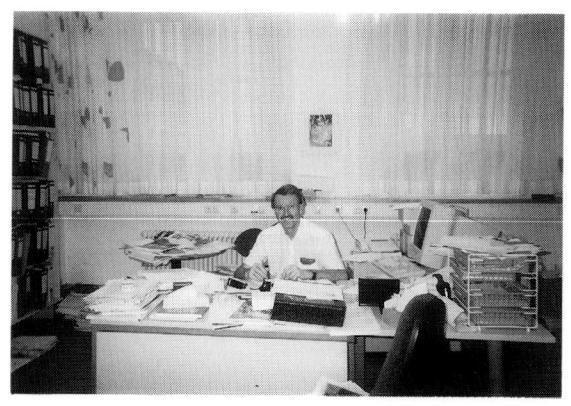

4-1　ストッフクーヘン教授

も4歳ほど若い。彼と知り合ったのは，米国での留学中で，彼は研修医として同じ大学病院に留学してきていた。寮の隣室であったのが縁で，以来30年余親しくしている。当時，日曜には一緒に映画を見たり，博物館や近郊の美術館に出かけた。ある真冬の夜であったが，彼の部屋に雑談に出掛けると，彼は寝間着を着ていたが下だけで，上半身は裸で，おまけに窓が開けてある。「ウァー，寒くないのか？」－と聞くと，「Comfortable！」であった。この厳寒の中裸で快適と言われると，祖先はきっと大氷河時代を生き抜いたあのネアンデルタール人じゃないかと想像した。彼が帰国する時，記念にと言って彼の母校であるフライブルグ大学の小冊子をくれた。卒業生や教授でノーベル賞を受賞した人が十人くらい載っており圧倒された。彼は帰国して，しばらく軍での義務を済ませた後，マインツ大学の付属病院に就職し，そこの看護師と結婚した。その後も短期間ではあるが数回米国で研修し，腕を上げ，若くして教授に昇任したとか聞いていた。

　ヨーロッパの学会に参加し，時間の余裕がある時は彼の所に泊まって，旧交を暖めている。美人の細君と3人の子供がいる。ある時は，北京大学の教授のお嬢さんを預かり，夫人がドイツ式の家事を指導されていた。夫人によると，友人は，24時間スタンバイで，真夜中でもポケベルがなると，自転車に飛び乗り，病院に急行とかであった。

　彼の勤務する大学病院に二度ほど案内してもらったことがある。町のやや小高い所にある超近代的な建物で，小児科病棟の玄関には専用の救急車が待機してあった。病棟はかなり広く，各室には5～7人の未熟児がミカン箱程度の小さな箱に入れられていた。「触ってもいい」と言われたが，未消毒の汚い手ではと遠慮した。「母親から貰った免疫系が作動しているから，問題ない」と言うので何人かの頭を撫でた。中には，メラニンが過剰に産生されている真っ黒な皮膚をした子がいた。ドブタミンを点滴されている未熟児もいた。ボタロー管の開閉ではプロスタグランジンは「魔法の薬」であると説明してくれた。廊下には母親達が座っていた。早めに産まれて，泣くことも出来ない未熟児に，親はもちろん，友人の医師を始め，看護師など多くの人たちの愛情が注がれているのが判り，感動的であった。

　なぜ彼はポケベルが鳴り次第，病院に向かうのか。この文を書きながらその理由を考えた。単なる働き蜂？　趣味がない？　知っている限りでは，絵も音楽もスポーツも好きな男性だ。家庭には恋愛結婚した細君と可愛い子供

達がいる。一度夫人の実家まで案内してくれたことがある。マインツから車で1時間30分程度の距離で、ドイツでは有名な陶器の町の近くであった。なんと彼女の父は、大富豪に雇用された専属のディア・ハンターであった。すぐ近くに広大な森があり、その中に鹿などの野生の動物が棲んでおり、その管理を任されていた。家に入ると、壁という壁には、彼氏が捕獲した動物の頭部の剥製が飾られていた。望遠鏡付のライフルも見せて頂いた。帰途、偶然森から大きな鹿が出てきた。友人に狩りはどうか？と聞くと、「嫌いではないが……」と気乗りしない返事であった。彼らの先祖は本来狩猟民族であり、狩りは本能の一部に刷り込まれている筈なので、休暇の時間は岳父と一緒に大いに楽しむことができるのではと思ったが。

　仏教の教典に次のような話がある。－お釈迦様がある町を通りかかると、富家の嫁であるキサゴータミーが会いにくる。腕には、つい先頃死んだという生後まもない子供の体を抱えている。悲しさのあまりその子の死が認められず、気が狂ってしまっている。女は、釈迦の所にきて「この子を生き返らせて下さい」と懇願する。釈迦は云う。「あなたの願いを叶えてあげよう。しかし、その前に何処かで、芥子（ケシ）の実を数粒もらってきてくれ。ただし、芥子の実は未だ死人が出ていない家からだけだよ」。女性は釈迦の言葉に喜び勇んで、町に出かけ芥子の実を探して歩いた。どの家にも芥子の実はあった。しかし、今まで死者の出ていない家は一軒も無かった。女は釈迦の所に戻って来て、芥子の実が手に入らぬ－と号泣する。釈迦は「人は生まれてきたら必ず死ぬものだ。どの家でも皆死者を出している。あなただけが例外ではない。泣くのをやめて、子どもを埋めて、その魂を供養しなさい－」と暗に諭す。女は、しばらくして自分を見いだし、死んだ子供を手厚く埋葬し、その後釈迦の弟子になって、生涯を送ったという。この話を読んだ時、まず子供を失った女性の悲しみ、深い嘆きが胸を衝いた。女性にとって自分が生んだ子供が生後まもなく死ぬくらい悲しく辛いことはないであろう。釈迦自身も幼い時に母親を亡くし、悲しみのあまり出家したというから、その女性の悲しみ・嘆きは痛いほどわかった筈である。

　友人に早産による生存率は高いかと聞くと、「ノー，ノー」と言っていた。彼が彼の全時間をあげて、患者とその未熟児の治療に当たっているのは、彼もまたお釈迦様と同じように、母親達の泣き声、悲しみを経験しているので

あろう。時至らずして産み落とされた小さな生命を救い，母親の悲しみを無くすために彼はポケベルのスイッチを常に「オン」にしているのではなかろうか。彼女らが「芥子の実」を探しに出かけないように，医療人として彼なりに最大の力を尽くしているように思える。冒頭で記したように，彼の名前が歴史に刻まれることはないであろう。しかし，ひょっとすると彼の手当てを受け，命を得た未熟児の一人が次代のグーテンベルグに成長し，この世に光を掲げるかもしれない。逆に，今から600年くらい前に産まれた未熟児か肥立ちの悪い赤子の一人がグーテンベルグであり，ある篤実な医師や薬剤師の手により，そのか細い生命が守られ，あの偉業が為しとげられた可能性もある。とまれ，我田引水かもしれないが医療に拘わる人々の社会への貢献度はきわめて大きいような気がする。

　私の好きな言葉に「全天候型戦闘機」というのがある。そう，「いざ鎌倉！」となって飛び立つ時，風が吹こうと，雷雨になろうと，天候には一切影響されずに，エンジン全開でただちに天空に舞上がることが出来る戦闘機である。この友人こそ，全天候型の人間であり，所属する地域で妊婦の「いざ出産！」に備えているのであろう。万一早産の場合は，昼夜を問わず，電話一本でただちに迎えがき，またその地域で最高の知識と経験を有する医師が待機しているとすれば，こんな町こそ人々が安心して住める場所であり，また彼の存在こそ［Indispensable］であろう。ジャンパーに両手をつっこん

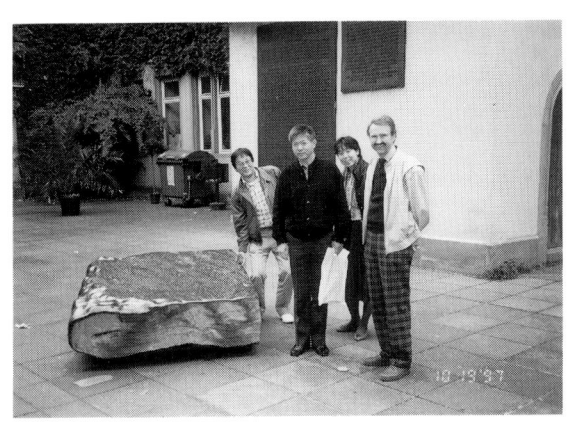

4-2　ストッフクーヘン教授とグーテンベルク博物館前にて

で，町を飄々と歩く彼は，なんの特徴もない平凡な一市民である。歴史500年余を有するドイツでも名門大学の医学部教授の振りなど一切ない。

　ある時は，遠出をしてルーテルが宗教改革のために最初の演説をしたという教会へ案内してくれた。古色蒼然とした町を歩いていると，プーンと薬草の香りが流れてきた。近くに薬局があることのサインであった。勇躍して（？）中に入ると，お店にはかなりの年輩の二人の女性薬剤師がおられ，少しお話をすることが出来た。
　「先祖代々この地で薬局を営んでいる」，「以前は，乳鉢で薬をつくって腕がふるえたが，最近は製薬会社からの箱詰めの製剤を渡すのが多くて，われわれ薬剤師の技量を発揮する機会が段々と少なくなって残念」と手で乳棒を回す振りをされた。連れが大学病院の医師であると紹介したら，彼女達はドイツ語で彼と熱心に話しはじめた。友人も引き込まれてか，あれこれ返事していた。その間，こちらは店内で棚においてある時代物の薬瓶のラベルや古い天秤の飾りなどを見ていた。風格のある薬局で，長年この地域での医療に多大な貢献をしてこられたことは歴然としていた。「箱に負けるな！」と思ったが，少し早めに体制を変えなければ薬の国ドイツでも，産業革命に遅れたスペインやポルトガルの二の舞を演じるのではとも感じた。

　彼とはここしばらく会っていない。ドイツに留学中の娘から送られてきた数葉の写真をみると，彼はまだスイッチ「オン」のような元気な顔ではあったが，当方と同じく頭には白いものが混じり初めていた。今回は，薬剤師もまた医療チームの一員である以上，医師と同じく，持てる全知識，技術，そして24時間スタンバイするくらいの心意気が必要かもしれない，と思ったので記してみた。

## 5. ウプサラで「Why?」

　今までスウェーデンには3回出かけた。最初は博士課程の大槻　浩君と国際学会に参加した時で，白夜のストックホルムの町を二人で夜遅くまで散歩したことを思い出す。町かどで，いきなり5，6人の男女学生に囲まれ，1ドルを請求され，つり竿を渡された。「フィッシング，フィッシング！」とのかけ声で，二人の学生が広げた白い幕の向こうに釣り糸を投げると，バナナが2個つれた。学生達の洒落た遊びに感心した。その時は，知人が偶々カロリンスカ研究所に留学中であったので訪ねた。その研究所には，プロスタグランジンの構造決定でノーベル賞を受賞されたサミュエルソン教授がおられ，知人は教授の下で研究されていた。当方が訪ねた時は，教授は生憎と10分くらい前に帰宅されたとかで，お会い出来ず残念であった。研究室を一通り案内して頂いたが，ここで長い時間と努力であの一連の仕事が成し遂げられたのかと感動した。

　二度目はウプサラ大学開学500周年記念の一環行事として開催された国際シンポジウムに招待された時である。その時は家人も同行した。マインツにしても，ウプサラにしても，大学がスタートしたのは随分と早い時期であると改めて感心する。西洋での本格的な学問が開始された時期を考えると，わが国の大学レベルでの教育が始まったのは，400～500年も遅れてスタートについたことがわかる。経済力ではアッという間に欧米に追いついたが，学問での追いつき追い越せは果たして可能なのであろうかとも思う。あのサミュエルソン教授のような卓越した戦略と粘りと精神的余裕を持つ相手と戦うには，一人の芭蕉的碩学でも出なければ，とうてい勝てないような気がする。

　旅程の都合上，ストックホルムで一泊し，町を見物した。そのとき目抜き通りに面した大きな薬局に寄ったら，60代くらいの上品な女性のご主人，もちろん薬剤師，が応対して頂いた。店は町でも一番古い（>200年）ということであった。処方せんを持った人が次々こられ，彼女と店員（薬剤師／セールスガール？）がテキパキと捌いておられた。店の奥のほうには，骨董品のような棚があり，薬物がずらりと並べてあった。暇を見ながらあれこれ話をして頂いた。丁度その時，スウェーデンから画期的な消化性潰瘍の治療薬

（プロトンポンプ阻害薬）が発売され始めていた。その作用機序のユニークさは世界的な話題となっていたので，発売状況などを聞いた。ノーベルによるダイナマイトの発見では有名であるが，薬物の開発では，それほど大きな業績は無い国なので，薬剤師も鼻が高いであろうし，さぞかし自国開発の薬物に対して思い入れがあるかと期待した。しかし，"National Umbrella，母国製品優先"という考えは全くなく，頻繁に使用されている薬物は多く国外で開発された薬物であった。潰瘍の治療にはもっぱらシメチジンなどのヒスタミン$H_2$拮抗薬を使用されていた。奥から，薬価帳とプロトンポンプ阻害薬の入っている箱を持ってきて，「店には置いて有るが，価格がかなり高く，まだ医師にとってもその新薬に対する馴染みが薄く，現在は余り頻繁には処方されていない」，と言われた。病院や薬局における薬の価格の重みは，フィラデルフィアでも，フィージーでも，ストックホルムでも同じようであった。「良い薬を，廉価で」，が何処の国においても共通の目標と改めて感じさせられた。

　北部にあるウプサラに着いた時は記録的な猛暑であった。その地での夏期の平均気温は15度前後とかで，宿泊したリンネホテル－植物分類学のリンネ（1707－1778）の旧居と植物園が隣接－では冷房装置が無かった。夜中になっても気温は一向に下がらず，風も吹かず，完全にサウナ風呂の中にいる感じであった。家人が廊下に出ると，招待者の一人で，隣室に宿泊していたハーバード大の外科のサイレン教授夫妻が「眠られない」と言って，廊下に出ておられた。謹厳で知られる学会の重鎮も自然の変調にはお手上げのようであった。窓外のリンネ邸の外灯を見ながら，われわれヒトをホモ・サピエンスと分類された大先生も熱帯夜でうなされた経験があるのだろうかと思った。

　国際シンポジウム（ウプサラ大学500年記念関係）を主宰したフレムストローム教授（生理学）とは親しくしていたので，まず彼の研究室を一通り見せて貰った。各室が広々と清潔感に溢れ，装置もかなり揃っていた。薬学部の見学を依頼すると，友人である教授の部屋まで案内してくれた。生憎とその先生は休みで，残念ながらこの国の薬学部の教育などの詳細をお聞きすることは出来なかった。しかし，廊下には有機溶媒のカクテルの匂いが漂っていたので，薬学部の雰囲気は世界中どこでも同じであると思ったことである。

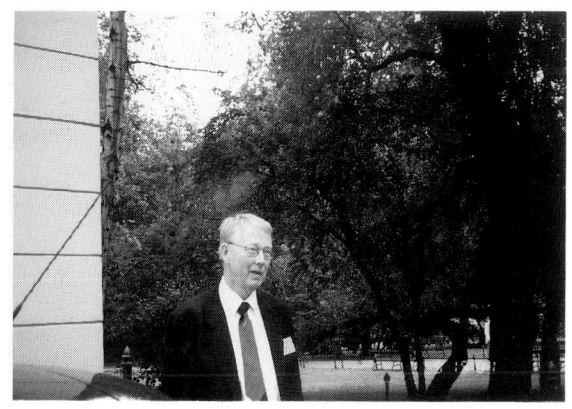

5-1　フレームストローム教授

　夕方，ホテルの近くの薬局を訪ねた。白衣を着た女性が4人ほどいて，調剤室も待合室も広く壁の色も明るくその場にマッチしていた。チリ紙や洗剤類は置いてなく，歯ブラシだけが店の片隅の棚に置いてあった。カウンターの直ぐ近くにいた女性に自己紹介し，薬剤師と少し話がしたいとお願いした。しばらくして店長と思われる40代くらいの女性が出てこられ，カウンター越しに，話相手になって頂いた。ウプサラ大学の薬学部の出身で，聡明そうな薬剤師であった。話をしていると，薬に対する豊富な知識をバックボーンとして，活躍している様子であった。

　スウェーデンには薬学部はこのウプサラ大1校のみで，毎年薬剤師コースに140人（5年制）と調剤師コース340人（2～3年制）に進学しているようである。薬剤師コースで製薬企業に就職する人は約60％と多く，その場合4年半で薬学マスターの資格を得て卒業できるようだ。薬局に薬剤師として勤務するものは約20％で，あとは大学院進学とかであった。この結果，スウェーデンでは毎年約30人の薬剤師と約340人の調剤師が誕生し，合計約370人程度の薬剤師・調剤師が誕生すれば，約900万人の総人口に対して必要な薬剤師の数は充足できるようだ。日本薬剤師会に問い合わせた結果，最近の数値と思うが，スウェーデンでは，薬剤師は約600人，テクニシャン（調剤師？）約4,600人と教えていただいた。

　ウプサラの他に，カロリンスカやルンドにも大学病院はあるし，わずか30人あまりの薬剤師希望の学部生や，また調剤師希望の学生が全員半年くらい

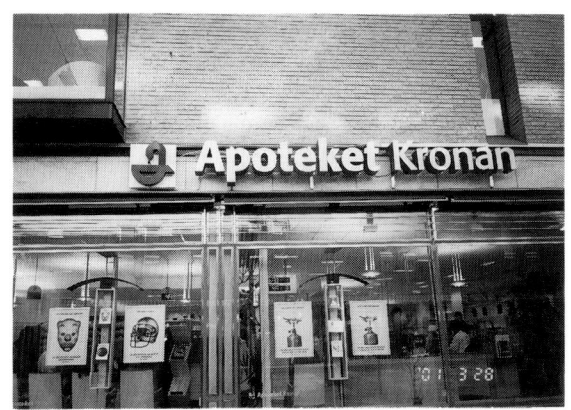

5-2　ウプサラの薬局

の病院実習を受けても，物理的には全く問題はないであろうと思った。念のために，その薬剤師さんに「病院実習は母校の大学病院で済ませたのですか？」，と聞いたら，怪訝な顔をされて「Why？」と聞かれた。「われわれは，初めから調剤薬局で働くつもりだから，病院での実習は不要で，調剤薬局で実習した」，と言われた。その声には，「何でそんなことを聞くのですか？」というような響きがあり，そこには「病院実習もすれば良かったかもしれませんが」という表情は全くなかった。誠にごもっともな話で，つまらぬ事を聞いたのかと一瞬ヒヤリとした。たとえは拙いかも知れないが，八百屋さんや魚屋さんに，「あなたは青果市場や魚市場で，何ヵ月くらい研修しましたか」と，質問するみたいなものか，とも思った。

　例年本学の学生が普段ご指導を頂いている病院や調剤薬局にお礼に伺う。ある時，大きな病院の元薬剤部長を経験された薬剤師に，病院での実習体験は非常に大事ですよ，と力説された。従って，薬剤師になるには，まず病院実習が大事であり，薬学生→病院実習→病院薬剤師，薬学生→病院実習→調剤薬局の図式がしっかりと頭に入っている。それが，医療薬学では先進国である国，より正確には薬剤師の職能がここ200～300年の間に確立している国の薬剤師に，後者の関係をアッサリと「ノー」と言われて戸惑った。

　現在，薬学生の1～6ヵ月程度の病院実習の必要性が論議されているし，当大学でも2週間実習は必修であり，平成16年度からは4週間実習となる。

卒後調剤薬局で勤務するためには，どのくらいの期間の病院実習が適当であるのか当方には判断できないが，ゼロでも問題はないことを知ったのは驚きであった。

　病院実習を経験しなくても，調剤薬局において優秀な薬剤師として機能できるとすれば，わが国でも同じことが将来はあり得るのであろうか。それともスウェーデンでは，病院で学ぶ以上のことを調剤薬局で先輩薬剤師から学ぶのであろうか？　それとも，患者が持参する処方せんを正確に処方し，渡しているだけであろうか。その他のことは，医師なり病院の薬剤師に相談して欲しい，と割り切っているのであろうか？　新薬は次々と開発されるので，卒後教育についてもお聞きしたが，「毎日業務が忙しく，勉強する時間は少なく，ここは次第に古くなりそう」，と言って，頭をさして笑っておられた。患者が増えてきたので，業務に戻られたが，カウンターの向こうは，薬剤師の免許状を持つ者だけが活躍を許された聖域であると感じ，すこし厳粛な気分になった。

　ポーランド（クラコー）のヤゲロニアン大学医学部に懇意にしている生理学の教授を訪ねたことがある。この大学も歴史は古く，開学後630年以上が経つとかであった。その時彼の同僚で薬理学では世界的に著名なゼクリック（Szcseklik）教授を紹介して頂いた。アスピリンの作用機序を解明したベイン博士と共同でプロスタサイクリンの発見に従事されたとお聞きした。その教授との会話の中で，筆者が所属する大学は単科大学で医学部と病院は併設されていないと言うと，怪訝な顔をされた。「薬剤師教育は，医学部と病院が併設されてなければ不可能ではないか」との意見であった。つまり，病院での十分な研修があって初めて薬剤師の資格がもらえると思っておられた。スウェーデンの薬剤師が聞いたら何と言うであろうか？　同じヨーロッパでも薬剤師教育に対する考えは大分違うようであった。つい最近知ったことであるが，ベンズイミダゾール系化合物（ハルシオンなどの母化合物）を合成したスターンバックはこの大学の薬学部の卒業生であった。

　このたびは調剤薬局で勤務する薬剤師に「Why?」と質問されたことで，少し考えさせられた。大学の開学が500年以上前と云うこと，著名な業績をあげた学者が多数輩出していること，そして薬局で勤務する薬剤師の職能が病院実習を不要としていることを考えると，この辺が近代文明の目覚めに早

かった西洋社会の現在の姿かもしれないと思った。とまれ，学生時代の実習の場が病院であれ，また薬局であれ，薬剤師の手から処方せんに記された薬が患者の手元に適切に渡されれば，それで十分であることは言うまでもない。わが国も医薬分業が今後一層進めば，その次の段階は調剤薬局の整備，充実となり，また教育機関としての余裕も出てきて，その時は当方の「病院実習の経験は？」などは愚問の最たるものになるかもしれない。

# 6. ロングビーチの病院

　最近，米国西海岸にあるロングビーチ市で国際シンポジウムが開催され院生と一緒に出席した。ロス・アンジェルスから車で30分ほどの処にある海浜の美しい町であった。招待状には「サニーカリフォルニアにて歓迎！」と書いてあったので，空港への電車にのる直前に，コートを家人に預けた。しかし，ロスの空港に着いたら，小雨は降っているし，かなり肌寒く，サニーと言うムードではなかった。筆者がシンポジウムに出席することを知ったカリフォルニア大医学部内科のクーニッツ教授からメールが入り，ロスの研究所での講演を依頼されていた。講演前の昼食の席で，教授に「米国の薬剤師は非常に尊敬されていると聞いていますが，医師から見ていかがですか？」とお聞きした。「その通り。彼らは非常に有能で，われわれ内科医5人～10人に一人の割合で，薬剤師が付いている。われわれも薬の事は知っているが，あくまで多少（親指と人差し指で，1センチほど間を示された）は知ってる程度で，彼らは薬のエキスパートだ」，という答えが即座に返ってきた。米国の世論調査の信憑性が高い事は知っていたが，大学病院の医師から薬剤師の位置が高く評価されているのを直接耳にすることができたのは嬉しかった。

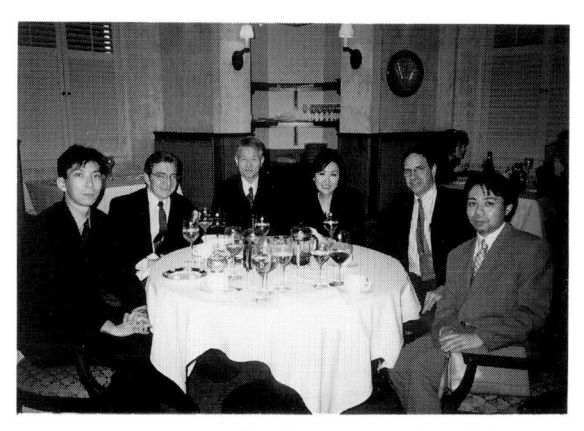

6-1　クーニッツ教授（右から2人目）と夕食会

## 6．ロングビーチの病院

　当方の講演が終了後，教授は白衣を着た若い3人を紹介してくれた。大学病院付属薬剤部に所属する正規の薬剤師，レジデント，そして実習中の薬大の学生であった。当方が米国の薬剤師に関心があると言うので，わざわざ講演会に呼ばれていた。その会には，消化器生理学では世界の第一人者のザックス教授も出席されており，講演前に「後で一寸部屋に寄って欲しい」と言われていた。そのため，クーニッツ教授の折角のご好意であったが，3人とは自己紹介程度で終わったのは誠に残念であった。いずれも南カリフォルニア大学薬学部の卒業生と学生であった。

　同行の院生や，わが国の院生諸君が通訳付きでもいいから，あの3人と討論できたら，どんなに有意義であろうかと思った。薬学の分野での他流試合ともなり，彼我の知識の差，実力の差が判り，自戒になり，その討論を機にさらに勉強するのではと思う。日本の薬剤師の実力は，世界でも一流と言われるくらいになるためには，薬学の教育機関でもまた，国際社会でのステータスの自覚は必要であろう。

　「世界で覇権を握った国は，他国の情報に精通している」－ゲーテ。

　薬剤師に対する世の中のニーズは高くなる一方であるし，重い責務を果たしていく義務もある。そのためには，その時代なりの「西洋事情」も熟知した上で，優れた点は遠慮なく取り入れて，わが国の薬学はわが国なりに発展を遂げていくべきであろう。ザックス教授の部屋で暫く研究の話をした後，クーニッツ教授夫妻，その前任の教授などと一緒にロスでも高級というレストランで遅い夕食を御馳走になった。その後，用意された車に乗り，時差と疲労で睡眠朦朧としながらロングビーチに向かった。

　翌日はサニーとなり，ホッとした。午前中は主宰者で旧知のザボ教授（病理学）を，勤務先のベテランス病院（在郷軍人関係の病院）に表敬訪問した。久闊を叙した後，薬剤部見学をお願いしたら，ただちに連絡が取られた。しばらくすると部長自らが迎えに来られ，薬剤部を一通り案内して頂いた。調剤室から，各薬剤師の個室，また外来での薬剤師ブースまで全部案内して頂いた。とくに，調剤室は広く，かなり機械化されており，見事な流れ作業でクスリが調製されていた。その病院はベッド数約400で，薬剤師は全部で43人，その内10人が入院患者専門であり，なんと処方権も与えられているとのことであった。おそらく，医師の診断が確定した後においては，その患者の薬物治療は薬剤師に任されているのであろう。クーニッツ教授のように，

パートナーの薬剤師の実力を高く評価し，信頼しての院内分業であろう。その10人の薬剤師の個室も見せて頂いたが，立派な部屋で，客用の立派な椅子も置いてあり，病室でもまたこの部屋でも患者の相談にも応じているようだった。「この10人の薬剤師は順繰りに配属されるのですか」とお聞きしたら，「彼らは，病棟専門のエキスパートで，ローテーションはない」言われた。43人の薬剤師の中でもエリートのようであった。このクラスの薬剤師になると，臨床で使用されている薬の知識や薬物治療に関しては知り尽くしていると予想された。ハワイの夏期講習会の各講師のように，並み外れた知識を持たれていることが予測された。ちなみに，部長氏も南カリフォルニア大学卒で，Pharm.D.になるのに合計8年かかったと言われた。

　一番感心したのは，調剤・製剤室で，白衣姿の沢山の人が作業して居られたことであった。当然薬剤師かと思ったら全部テクニシャンとかで，合計30人おられた。責任者の女性にも紹介して頂いたが，この道30年近いとかで，実にテキパキと采配を振るっておられた。あるテクニシャンは，ベルトコンベアに乗って次々に流れてくる注射剤のバーコードを検査し，患者の名前のついた箱に入れていた。

　廊下を歩きながらの会話で，部長氏にテクニシャンの教育をお聞きした。「病院内の医療技術部で1年くらいの教育か，または専門学校卒で十分で，仕事は直ぐ慣れ，間違いなどは滅多に起きない」と説明して頂いた。廊下に面した広い一角では，薬剤師ブースがあり，約10人の薬剤師が衝立で仕切られた個室の中で，外来患者に薬の説明をされていた。各薬剤師の横にはパソコンが置かれ，データを見ながらの会話のようであった。一人ひとりに丁寧に薬の説明をされていた。本病院では，400床程度で薬剤師43人，テクニシャン30人の構成であり，日本ならば，さしずめ73人の薬剤師を擁して業務を遂行しておられるようであった。この人数が多いのか少ないのかは筆者には判らないが，軍関係の病院なので，余裕の職員数かとも思った。

　先般，現在北陸のT市で調剤薬局に勤務している当教室の卒業生が来室した。彼女の悩みは，処方せんがきても，実際に調剤し薬袋に詰めるのはお店の人で「あなたは，薬剤師だからそこに座って監査をしてくれれば十分」，と云われていることであった。彼女としては，「実際に薬を棚から取り，薬袋に全部詰めたい」のだ。薬大の4年間で，一日たりとも欠席出来ない実習

や、病院や調剤薬局などの現場実習で身に付いた「手」を使用したいのであろう。薬に触って初めて、「自分は薬剤師」という実感が出るのかもしれない。世間には、「わが家は女の子だからせめて手に職を持たせたい」、という親御さんがおられるし、またその辺が理由で薬学を希望する受験生もいるようだ。亡き祖母や母が口癖のように言っていたが、「女は三界に家なしだから、手に職がないとね」。辞書でみると三界とは、仏教的世界観で「人間初めすべての生き物が過去、現在、未来にわたって次々にうまれかわる」という境遇を意味するようだ。なぜ女性が「家なし」なのかは今もって理解できないでいる。

しかしである。4年の大学教育で、過密な講義と実習を受けた後、実社会では、ただひたすら調剤室で、処方せんに記載された薬を袋に詰め込む作業が主ではどこかおかしくはないだろうか。ロングビーチの病院の薬剤部長氏の言葉のように、「調剤技術は医療専門学校で1年くらい勉強すれば十分」かもしれない。当方も、一介の患者として、ときどき大学病院近くの調剤薬局で薬を貰うことがある。当方をみて笑顔を浮かべる卒業生らしい若い数人の薬剤師がスピーデイに薬物を集めているが、現場では化学的知識も、薬理作用も知らなくても、業務が完遂されているようだ。あの薬袋に入れるまでの仕事は、補助員かテクニシャンで十分であろう。出来上がった薬は年輩の薬剤師から頂き、若い彼女らが患者と話すことは少ないようだ。この現状を維持すれば、いつまでたっても薬剤師は単なる「手に職」を有する技術者の段階で止まり、米国のような管理者への道はほど遠いような気がするが。薬

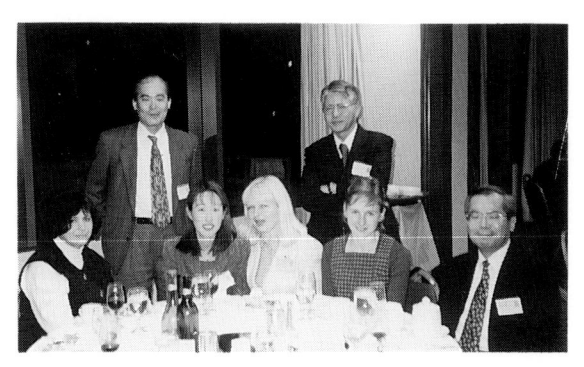

6-2 ウクライナの学者と夕食会（中2人）

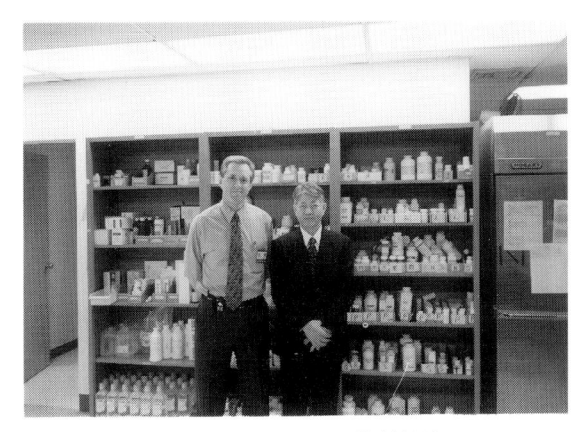

6-3　ロングビーチの薬剤部長

大の教師として，薬剤師の地位向上をなにより願う者であるが，現状キープで，それは可能であろうか？

　シンポジウムでの講演も無事終わった夜は波止場に固定され，今はホテルとなっているクイーン・メアリー号の客室で晩餐会が開催された。専属の案内者について内部を一回りしたが，あの「タイタニック号」より巨大な船とかで，動力部の各機械類の大きさやライトアップされた巨大な錨には圧倒された。宴席のテーブルでは，寺野　彰教授（独協医大内科），荒川哲男教授（大阪市大内科）の他に，ウクライナからも招待された女性学者と一緒であった。数年内に彼女らがキエフで国際会議を開催するとかであった。ウクライナにはまだ行ったことがないが，美しい国のようだ。時間が取れれば，是非会議に参加し，またかの国の薬剤師と話す機会があればと思ったことである。

# 7. ホノルルの「ロボ魔神」

　アラビアンナイトに「アラジンと不思議なランプ」という物語がある。アラジンが魔法使いから奪ってきた古いランプをさすると、ランプの中から大きな魔神が出てきて、「ご主人さま、何かご用でございますか?」と恭しく聞く。仰天しながらも、アラジンは町で見かけた美しい姫を連れて来てくれと言う。命令が終わるや否や、一瞬にして魔神の姿は消え、しばらくするとまた魔神が現れ、その手にはあの憧れの姫が抱かれていた。本を読んだ頃、子供心にもあのランプが自分のもので、魔神を自由自在に呼び出し、命令出来たらとあれこれ夢想したものである。龍之介の小説「杜子春」にも同じような話がある。中国の「アラジン」とも言うべき貧しい杜子春の前に仙人が忽然と現れる。金が欲しいと言えば、一夜にして洛陽一の大富豪になれたし、仙術を習いたいと言えば、棒に乗って空を飛ぶことも出来た。人は誰でも自分の意志通りに動き、人智では不可能と思われるような仕事を、いとも簡単に実行してくれるような魔神や仙人を必要に応じて呼び出し、「なにかご用は?」と聞かれれば、どんなに楽しい人生が送れるであろう。ランプの持ち主は、贅沢三昧な人生が送れるのは間違いないであろう。

　米国で開催された学会の帰途、ハワイのオアフ島に寄った。ホノルル在住

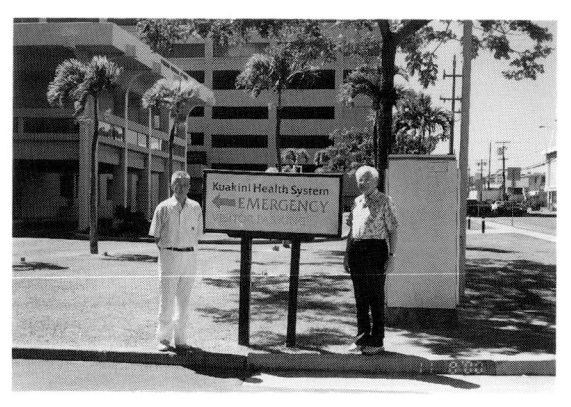

7-1　杳内氏とクアキニ病院前にて

のレイモンド・沓内氏に「薬剤師と少し話が出来る機会があれば」とお願いしたら，市内にあるクアキニ病院に案内して頂いた。前庭が広々とした緑の芝生と椰子の木のある瀟洒な病院（約150床）で，両隣には医師のオフィスが入った建物があった。その病院の医師，薬剤師のほとんどは日系で，また患者も日系の人が多いという事であった。

沓内氏はマウイ島で日系二世として生まれ，ミシガン大学薬学部を卒業後，製薬会社に就職され，新薬が開発されると同時に，日本の責任者として東京に赴任され，以後25年間勤務された。英語はもちろんのこと，日本語も流暢で，温厚な紳士である。定年後，ハワイに帰られ，目下悠々自適の生活を楽しんでおられる。病院に着くや，まず氏の幼馴染みの医師（病院長）の診察室を訪ねた。医師は診察中であり，10人近い患者が待合室におられた。突然の訪問ではあったが，よほど親しい仲なのか一時診察を中断され，われわれをオフィスに招き入れられた。筆者の意向を知ると，直ちに事務室に電話され，薬剤部長との面会を依頼された。折り返し了承の連絡が入ったので，一階にある薬剤部を訪ねた。

薬剤部長はシモニシという名前の日系女性で，薬剤部見学は笑顔で「オーケイ」と言われ，人員構成などを説明された。この病院では11人の薬剤師と8人のテクニシャンからなっており，服薬指導には一人の専任の薬剤師が当たっていると言われた。次に当薬剤部の目玉というべき新式な装置，すなわちロボット，を紹介された。

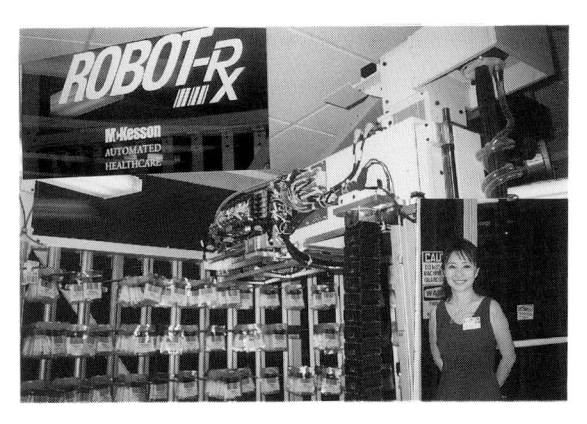

7-2　シモニシ薬剤師とロボット

## 7. ホノルルの「ロボ魔神」

　部屋の角には壁で仕切られた場所（約 $4 \times 4 m^2$）があり，処方専用のロボットが設置されてあった。壁の上半分は，プラスチック製の半透明の窓で中が覗けたが，薬物への遮光のためか茶褐色であった。横の扉をあけて部屋の中に入ると，中央には柱（約 $30 \times 30 cm^2$）が据えられ，その上部は回転可能で，また伸縮可能なアームが付いていた。円形の内壁には多数のピンが設置され，バーコード付きの袋が10～20個くらいの単位で各ピンに吊り下げられていた。薬物は約250種類あり，壁にはまだ30本くらいのピンの余裕があったので，必要に応じて別の種類の薬物が収納出来そうであった。もう一段大型のロボットも製作されているようで，薬物も500種類くらい処理出来るようだ。薬物のほとんどは薬剤部で作製したバーコード付きの袋に入れられていた。またアメリカで唯一の製薬企業が作製したという本機械専用の薬袋もあった。

　部長の指示でテクニシャンがある処方をコンピュータに入力されると映画「スターウオーズ」や「ロボコップ」で聞くようなモーターの動く低い唸りが聞こえ，柱の上部が回転し始め，ある角度で止まった。アームが標的の薬物に向かって急速に接近し，薬物を掴むやいなや，アームは元に戻り，装置は回転し，アームが再び伸びて，取得した薬物を下に置かれた箱の中に入れた。続いて，同じ操作で数種類の薬物が次々と別な箱に取り入れられ，箱はベルトコンベアにてわれわれの手元まで届いた。そこには，バーコードが付いたチョコレートや飴玉の袋があった。「テクニシャンがいて，さらにロボットが考案され，調剤，製剤が不要となると，今後米国の薬大での教育の焦点はどの辺にあてられるのか」とお聞きすると，「もっぱら臨床教育のようだ」との答えが返ってきた。

　ほとんどの薬物は錠剤で，粉末製剤は塩化カリウムなどの限られた既成品のみであった。わが国では小児用には散剤がよく使用されるようだが，米国では一般に小児には飲みやすい液剤が主なので，ロボット処方でもあまり問題は起きないとのことであった。機械の性能をお聞きしたが，ミスは滅多になく，ごくたまに薬物を取り落とす程度で，すぐ判るとのことであった。主要な薬の約8割がこのロボットで調製され，テクニシャンが残りの薬物を横にある棚から取り出し，追加して調剤を完了するとの事であった。仕事量は多くても，時間外でもいっさい文句は言わず，スイッチが入り次第，モーター全開で稼働してくれるのだ。おそらく，30枚程度の処方せんは瞬時に調剤

完了となるであろう。

　その夏は畏友川島紘一郎教授（共立薬科大学）と一緒にマウイ島で開催されたUSCの夏期講習会に参加した。その前にホノルルに数日滞在したので，再度沓内氏にお願いして，同病院の薬剤部を訪ねた。今回は親戚の医大生も同行したので，部長さんは今一度ロボット処方の実際を説明され，テクニシャンに操作を指示された。米国での薬剤師の重要な仕事の一つは，テクニシャンの管理とあるが，傍でみていると，部長のリーダーシップ能力は十分発揮されていることがよく判った。筆者も今一度内部を拝見し，またロボットの稼働ぶりを見て改めて感心した。コンピュータの発達の必然の結果とはいえ，実に見事な機械を考案したものだと，製作者に敬意の念を抱いた。このロボットこそ世界中の薬剤師，特に多数の処方せんが発行される病院薬剤師，が不思議なランプにお願いしてでも，入手したいと思っていた待望の装置であろう。

　アームの素早い動きをみている内に，映画「シザーハンド」の主人公を思い出した。ある科学者により作製された人造人間の両手には大きな鋏（はさみ）が付けられている。そのシザーハンドを持った純朴な青年が町に出かけ，まるで二刀流の武蔵のように，絶妙なハンド捌きで人々を魅了する。カリス

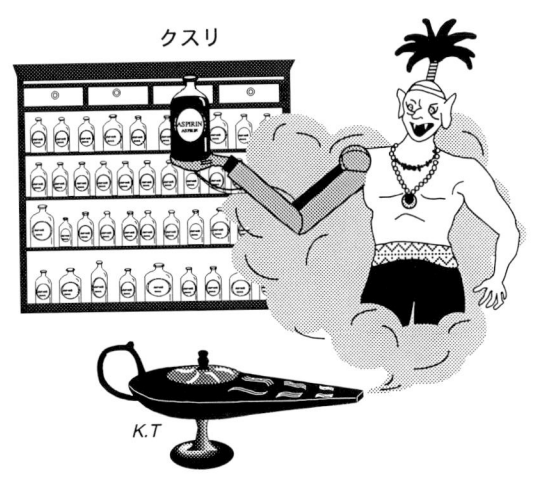

ロボ魔人

マ美容師のように女性の髪を見事に整髪したり，木々を刈り込んだり，氷を刻んで色々な動物の姿を作る。まさに，薬剤部内に固定された「シザーハンド」が大活躍しているような感じがした。

　今回は，薬物の充填操作も見せて頂いた。横の扉を開け，扉の内側についた25～30本のピンのうち適当なピンにバーコードが印刷された袋を2個つり下げて扉を閉めた。スイッチを入れると，ロボットは回転して扉の前で静止し，アームが伸びてきて，一本一本のピンをすばやく探索し始めた。最初の袋はいとも簡単に掴み取られ，壁にあるその薬物専用のピンに補充された。しかし，二番目の袋の前では検査はしたが，なぜかその袋には触れずに，次のピンの検索に移った。見ていた知人が，「袋が少し横向きだったので，バーコードを見損なったのかも」と言われた。ロボットはそのまま，最後のピンまで検索を続けた。しかし，検索が終了するやいなやアームはなんの躊躇いもなく，一気に取り残した袋に向かって伸び，袋を掴むや否や，所定の位置においてから，アームを納めた。最初のアプローチで，2袋目のバーコードが不鮮明であったので，取りあえずやり過ごし，最後になって機械のコンピュータに記憶されたコードを再学習した結果，その薬の補充先をすばやく解明したのであろう。かなり優秀な頭脳が内蔵してあるで，この域まで達すると，ロボットというより＜ロボ魔神＞と言ったほうがより正確なのかもしれない。なお，最初の薬の補充先のピンと2番目の薬の補充先のピンとは方向こそ違え，その距離はほぼ同じであった。

　話は変わるが，その年の夏期講習会では「ファーマシューティカルケア」が主なテーマで，4日間連続で講義がなされた。多くを学んだが，中でも米国では現在薬剤師の需要が増加し，供給をはるかに上回っていると聞いた。わが国の毎年免許を得る薬剤師数は人口比ではアメリカの約倍であり，米国の薬剤師数が適正数とすれば，わが国では毎年約4,000人程度の増加でよいと言う人がいる。

　念のために，講師である教授に「不足数の増加を大学でも考慮しているか否か」をお聞きした。「南カリフォルニア大学での増員は考えていないが，目下カリフォルニア大学のサンジエゴ校，アリゾナのフェニックスでは薬学部の新設が準備中との噂はあるが。しかし，薬剤師は数ではなく質が大事だから」と言われた。夕食会でお会いした臨床薬学の教授との会話の際に，こ

のハワイでのロボット処方の事を持ち出したら，ロスの病院でもロボット処方は進んでいると言われた。この薬剤師数の不足とロボット処方の採用が普及し始めているのは関連性があるのだろうかと思った。

　近頃よく新聞などで，薬のミス投与などが報告され，薬剤師の責任が問われている。沢山の薬物の調剤とその緊張感で頭も体力も疲れ果てて，ミスをした可能性もあろう。テクニシャンやロボットが出来る仕事で体力を消耗し，集中力が減り，まさに薬剤師がその真価を発揮する部分でミスがあっては本末転倒となろう。
　今回の講習会では，最近の米国の医療ミスでの死亡率は，自殺とガンとの間に位置し，高いランクにあるという報告があった。最近わが国でもロボット処方がいくつかの医療施設で設置され，稼働し始めていると聞く。今後ロボットやテニクシャンの採用が進めば，患者は薬の待ち時間の大幅な短縮，薬剤師は手作業の負担減となろう。その分薬剤師には，各種の疾患および相互作用を含めた薬物に対するより高い理解，そして処方された薬に対する鋭い監査力が要求されるであろう。そうすれば，薬剤師の医療ミスは激減し，薬剤師に対する信頼性は高くなるであろう。すなわち，わが国の薬剤師もまた米国の薬剤師と同じく，「手に職ではない職」，すなわち「薬剤管理者」として，その職責を果たす時代が到来するであろう。

　さて，アラジンは魔法のランプのお陰で美しい姫と目出たく結ばれ，杜子春は放恣に使えば無くなる富にも飽き，仙術もあきらめ，仙人から贈られた南山の麓の桃の花咲く小さな家で幸せな一生を送ったようだ。しかし，筆者の手にあのランプがあれば，魔神を呼び出し，ハワイからあの「ロボ魔神」をそっと取り寄せ，まず自分なりに操作してその機能を十分に確認し，次に学生や院生にデモが出来るのだが。残念ながら，なかにし礼の「石狩挽歌」のニシンと同じく，♪あれからランプは一何処へいったやらー・・・♪である。したがって，またいつの日かあの病院を訪ね，わが「ロボ魔神」のその後の活躍ぶりや，その性能を今少し詳しく学びたいと思っている。

# 8．薬局の都，ウイーン

　ウイーンで国際学会があり教室の職員や院生達と参加した。10年振りであった。前回は，イスラエルでの学会の帰途，ウイーン大学の消化器外科のシーセル教授を訪問した。同行の竹内孝治助教授（現教授）が米国に留学中，その教授と同じ研究室に所属され，面識があったので訪ねた。
　その外科教室は，胃ガン患者の胃の全摘出に世界で最初に成功したビロロート教授（1829-1894）が在籍した国際的に著明な教室であった。教授の業績を記念して医学部のある構内の大通りは，「ビロロート通り」と命名されていた。あらかじめ連絡をしていたので教授は待っておられたが，教授会と重なったので，その間助手の実験を見学し研究の話や雑談をした。このウイーン大学医学部は，なんと1学年700人の医大生が在籍していると聞いて驚いた。そんなに沢山の学生にどのようなカリキュラムで講義と実習が実施されるのか不思議に思った。当然の事ながら，医師免許を得ても就職口は少なく，ヨーロッパ全域に職を探さねばと言っていた。最近，ドイツの教授にその事を話したら，現在医学部学生の臨床実習は順番待ちで大変だと聞かされた。
　夕方になると教授夫妻が車で市内を案内してくれ，その夜はベートーヴェンがよく夕食に来たというレストランの中庭でご馳走になった。沢山の種類のソーセージやサラミがテーブルの山と積まれて驚いた。以来毎年，クリスマスの季節になると息子さんの写真の入った美しいカードを頂いている。

　2回目の時は，ウイーンで学会が4日ほどあったので，前後で6日間滞在した。学会場は郊外にあり，毎日地下鉄に乗りドナウ河を渡って通った。川は二つに分かれており，片方の大河はどんより濁っていたが，片方は少し小さな河ではあったが青く澄んでいた。「ドナウのさざ波」の歌のように，二つの河は夕方になれば美しい景色を呈するのであろう。電車から観覧車が眺められたが，映画「第三の男」で一躍有名になったと聞く。その映画を初めて見たのは高校生の頃で，チターという楽器で主題曲が演奏されていたことを覚えている。夜の観覧車の中，
　友人　―お前のインチキペニシリンのお陰で多数の人が死んでいるぞ。

男 「沢山の人を殺した将兵には勲章を出してその功績を讃えているのに，そんな事で文句が言えるか」

　薬に対する関心もまた知識も全くない当時でも，ペニシリンが重症な病気の特効薬で，その薬の効力が弱くなれば人が死ぬ事は理解できた。効きもしない薬を売って大儲けしている男ではあるが，その理屈には妙に説得力があったように記憶している。

　今回は，学会の合間にウイーン大学の薬学部か，または薬科大学があれば，見学したいと思っていたので，直前ではあったが，そのシーセル教授にメールを入れ，紹介をお願いしていた。残念ながら出発までに返事が入らなかった。しかし，学会場で偶然出会ったのでその事を話すと，彼は学会の最高幹事の一人で，1週間ほど会場の事務所に詰めきりで，大学には出かけていないと言われた。筆者の意向を知ると，薬学部に知人はいないので，市内で一番大きな総合病院（Allgemeine Hospital）の薬剤部を訪問するようにと勧めてくれた。その場で，名刺の裏に病院名とその病院の外科の教授の名前を書いてくれた。今改めて見ると，名刺の下にApothekeと下線が引かれていた。

　ホテルのすぐ近くに薬局が一軒あったので訪ねてみた。薬剤師は，中年の女性で午後数時間勤務されておられ，女性にはよい職であると言われた。宣伝用のビタミン入りのジュースを大きな紙コップに一杯注いでくれた。母校の薬学部は2年前までは大学の本部キャンパス内にあったが，郊外に移転したこと，卒後教育の講師として時々でかけると言われた。その日の午後は学会もなかったので，今回は大学を訪問することにし，道順を書いて頂いた。

　メモに従って電車に乗り，市内から少し離れた駅でおりた。駅の近くには，大きな煙突が建っており，その周りはまるでディズニーランドのような色彩のアクセサリーが巻き付けられていた。最近設置された市のゴミ焼却炉とかであった。さすがにウイーンだけあってわが国のゴミ焼却炉のイメージとはかなり違っていた。このくらいのカラフルな炉になると住民も，といっても周辺に住宅らしき建物はなかったが，あまり反対しないのではと思った。

　炉と道を挟んだ一角に3，4階建ての白亜の建物があり，その中に薬学部があった。2年前にできただけあって中に入っても清潔な感じがした。受付で名刺を出し，見学をお願いしたら，年輩の教員らしき人が出てこられた。薬理学を担当されておられる教授であった。こちらの意向を伝えると，まず

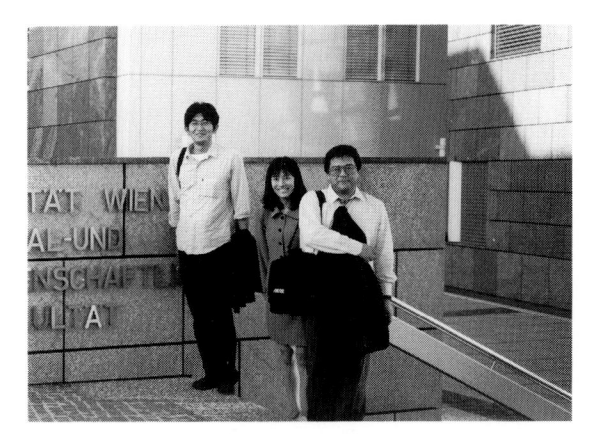

8-1 ウィーン大学薬学部にて（右端，竹内教授）

セミナー室に案内して頂き，約40～50分ほどウイーン大学薬学部について説明された。また筆者や同行の竹内教授の質問にも丁寧に答えて頂いた。まず，制度は5年制であるが，6年くらいで卒業が普通ということであった。国家試験は無く，大学内での試験で免許は出るように聞こえた。学生数は200人とかであった。やはり，ウイーンの大学でも女子学生が8割以上とかで，「町で見られる薬剤師はほとんど女性ですよ」と教授も笑って言われた。

話が一通り済んだあと，学生の実習室と講義室に案内して頂いた。実習室は，テレビカメラとビデオが設置されており，実験は専ら助手が行い，学生は見学だけのようであった。女子学生にモルモットの解剖はさせられないのと，また動物愛護の面からもあまり動物は使いたくないと説明された。この点では，米国のフィラデルフィア薬科大学の実習と同じで，学生達は腸管や心臓には直接触れなくて済むようであった。この大学では薬剤学に主力がおかれているようで，薬理などの科目は二の次のようであった。卒業後，町での調剤薬局と病院への就職が一番多く，製薬会社への就職はほとんどないようであった。アメリカの臨床薬学についてのコメントをお聞きすると，「確かにこれからは，この国の薬学も臨床面への方向転換の必要性があることは分かっており，近く臨床薬学の講座を開設する予定にはなっているが，どの程度まで広げるのかは決まってはいない」とのことであった。

その後講義室に案内して頂いた。広くきれいな階段教室で，講義に必要な視聴覚の設備は十分に整っていた。座席はやや円形で，壇上の近くから10列くらい並んでいた。各列の中に縦の仕切りがなく，列の真ん中に入ると講義中は気分が悪くなっても，またトイレに行こうにも出られないようになっていた。教授のお話を聞いていると，学生たちは比較的のんびりと勉強しているようであった。町の薬剤師会の有力者のお嬢さんがオートバイに夢中とかで単位を取れなくて困っている，と苦笑されていた。

　学会が終わった後は市内を散歩したが，Apothekeと書かれた薬局が目立つくらいあちこちにあった。町でも目抜き通りに面した場所で，どの店も立派な建物の一角をなしていた。中には一寸立ち寄りがたいほど豪華なお店もあり，薬が宝石類のような高級品のように取り扱われている感じを受けた。それと代々後を継いでいるのか，ある薬局では当主の薬剤師は若く，4代目とかで業界でも由緒がありそうな雰囲気であった。別な薬局では，通りに面したお店の窓際の一段高い所に天秤を乗せた机と椅子があり，そこに若い薬剤師が座って，ある生薬を秤量されていた。当方や院生が窓越しにじっと覗いているのに気づいたのか，照れたようで匙を持った手元が少し震えていた。お店の中の年輩の薬剤師が中に入れと手招きしてくれた。折角の機会なので皆で中に入ると，かなり広いお店で白衣姿の人が4人ほどおられた。窓で調剤をしている薬剤師はお店のオーナーの娘さんで，後取りとかであった。家業を継ぐ手始めに，薬剤師の仕事を実地で紹介しているようであった。白衣を着た「動くマネキン」のようではあったが，通りすがりの人が薬剤師の仕事ぶりをみることが出来るのは，ある意味では啓蒙的であり，ウイーンの薬局の余裕かなと思った。

　町の薬局で出会った若い薬剤師達はすべて，あの薬理の教授の指導を受けたのだろう。とすれば，いずれも薬理の実習はデモで済ましたわけであるが，薬剤師として立派に活躍されていることを考えると，動物を使用する実習の必然性はないのかもしれない。お店にはテクニシャンもおられたかもしれないが，目立つ存在ではなく日本と同じく薬剤師自らが調剤をしているようにも取れた。ある薬局で聞いたが，ウイーンでは雇用されている薬剤師の給料はその店から直接貰うのではなく，センター（所属する薬剤師会または組合？）から支払われるとかであった。職能組合（ギルド）のような独自の組

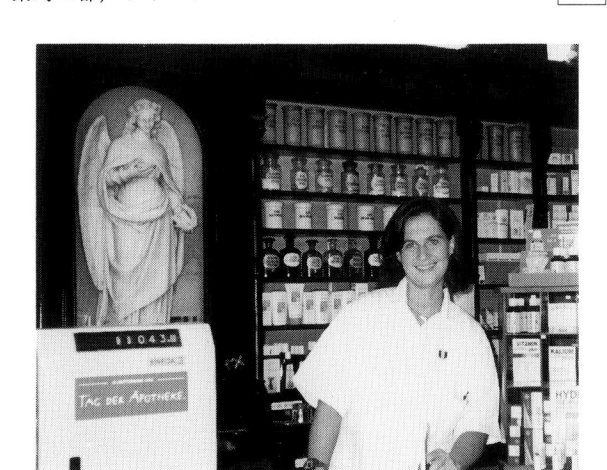

8-2　エンジェル薬局の薬剤師さん

織が生きているのであろうか．多分，お店のオーナーは独自の給与体制を持っておられるのであろうが，聞き漏らした．

　このウイーンの薬局で受けた印象をまとめると，薬局の数は多く，一部世襲もあってか，各薬局が非常に豊かで職業として非常に安定し，繁栄していることであった．薬を渡すカウンターの台もマホガニー製が似合いそうな余裕を感じた．これも，ウイーンという歴史的な町が，長い年月をかけて盤石の薬局制度を築き上げた結果かもしれない．一般にはウイーンは「音楽の都」といわれているが，当方には「薬局の都」とも思われた．因みに山川浩司著の「国際薬学史」（南江堂）を見ると，オーストリアの薬局方は1729年に制定されていた．市中に薬局が多くまた繁栄しているのは，この町では薬局が日常生活の上で必要・不可欠な存在であることを意味しているとも考えられる．長い歴史をもつ薬局には，ベートーヴェンやモーツアルトなども立ち寄って薬を買ったことであろう．今度は，外科の教授に紹介された病院の薬剤部を訪ねてみようと思っているが，青きドナウ河も今一度ゆっくりと眺めてみたいと楽しみにしている．

# 9. ゼンメルワイスの銅像

　現代外科学は医学の中でも重要な科目として隆盛をきわめており，外科すなわち臓器移植の時代にまで進展しているのは周知である。この背景には，1）麻酔薬の開発，2）消毒法の確立，3）血液型の発見に基づく輸血などがあると言われている。

　歴史的には，まず1804年わが国の華岡青洲（1760-1835）に始まり，1855年モートン（1819-1868）によるエーテル麻酔の確立であろう。この麻酔下での外科手術が可能になったため，皮肉にも手術部位での感染率が上昇し，敗血症による死亡率が増加したとある。次ぎに分娩および外科手術時の感染予防のためにゼンメルワイス（1818-1868）およびリスター（1827-1912）により消毒法が確立された。最後に，ランドスタイナー（1868-1943）による血液型およびハスチン（1914）やマクリーン（1916）による血液凝固の抑制方法の発見などによる輸血の開始であろう。

　偉大な発見の裏には，常にと言って良いくらい悲劇が背後に潜んでいる。単に外科の分野に留まらず，医学・薬学の3大革命とも言える偉業の中で，わが青洲，リスター，そしてランドスタイナーは生前からその業績を高く評価され，それなりに報いられた生涯を送ったようだ。リスターは女王からナイトの称号を授与され，ランドスタイナーはノーベル医学生理学賞（1903）を授与されている。しかし，米国の「発見」とまで評価されたエーテル麻酔の創始者の一人であるモートンは，彼が特許権を主張した時点から悲劇が始まったようだ。最後は貧窮し，ニューヨークのセントラルパークで暴漢にでも襲われたのか意識不明で発見され，それが下で寂しくこの世を去ったとある。

　セントラルパークといえば，映画「ある愛の詩」という恋物語を思い出す。「25歳で死んだ彼女のことを人はなんと言えばよいのだろうか？」－と主人公が公園のアイススケート場で，過ぎし日を回想するシーンから始まる－あの物語である。主題曲も映画音楽として流行った。今日，抜歯から心臓移植に至るまで，なんら苦痛を伴うことなくあらゆる外科手術を可能にした偉人の孤独で無惨な死に対しても，「人はなんと言えばよいのだろうか？」と思う。

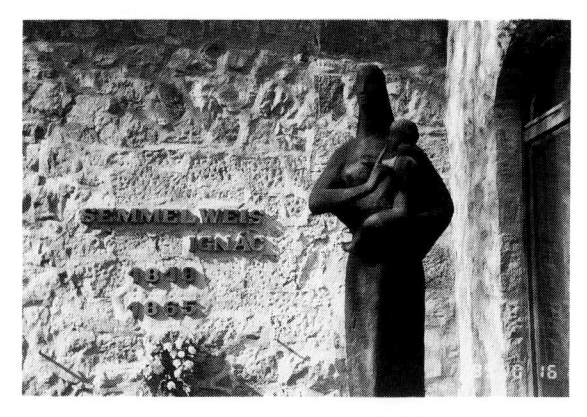

9-1 ゼンメルワイスの生家にて

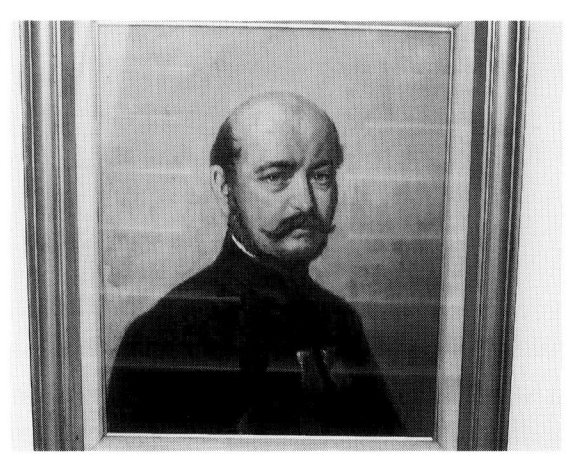

9-2 ゼンメルワイス教授

麻酔の歴史の中でも際だった悲劇のように思われる。

　さて，世に「ゼンメルワイスの悲劇」をいう言葉がある。ゼンメルワイスは，当時勤務していたウィーン大学の産科病棟における死亡率の高さは，医師や医学生達の手や手術器具などの衛生状態の不完全さに基づくことに気がついた。そこで，医師，医大生ならびに看護師などに，手指，器具の消毒を提案したが，当時の医学会の権威者（ウイルヒョウら），主任教授や同僚達から嘲笑，無視された。彼はウィーン大学を追われ，故国ハンガリーに戻り，

ブタペスト大学で教職についたが，失意の内に精神病院（原因は敗血症）で亡くなったとある。ゼンメルワイスに関しては，どの辺までが悲劇に入るのか不明であるが，おそらく，提案した消毒法が完全に無視された点までは確実に悲劇の範囲かもしれない。

　3年前にハンガリーのブタペストで国際学会が開催され，教室員と一緒に参加した。また引き続きサテライトシンポジウムが南部の小都市ペーチであり参加した。ペーチでは，5年前にも国際シンポジウムがあり今回で2度目の訪問であった。いずれの学会もペーチ大学医学部内科のモジーク教授が主催された。教授とは20年以上のお付き合いなので，前回は薬剤部の見学をお願いしたら，会の合間に大学病院の薬剤部に案内して頂いた。その時は金曜日の午後で，部長は勤務時間外であったようだが，筆者のために部長室で待っておられた。穏やかな部長で，自らコーヒーを淹れられ，しばらく相手をしていただいた。その時一番印象に残ったことは，学生時代の実習は病院，調剤薬局と，さらに1ヵ月ほど製薬企業の研究室での実習であったことである。学生実習が製薬企業で実施されているという事は初耳であった。その部長は注射製剤の作製法の指導を受け，その時の経験は今この病院で大いに役立っているとのことであった。一般に企業は，当然の事ながら，外部の人に内部見学を避ける傾向があるようだ。学生実習を引き受け，指導したのは良いが，その学生が卒業後他企業に就職した場合を考えると，少し問題が生じるのではと思った。この薬剤部長の例では，企業とは関係なく，大学の職員となりまた国家公務員として勤務されているから，企業サイドとしても別に問題はないとは思うが。ハンガリーには製薬企業が数社あるとかお聞きした。

　話は変わるが，以前米国のニュージャージー州にあるM製薬から，開発途中の薬物の薬理作用に関して相談に乗って欲しいとの連絡があり，出かけたことがある。会議が終了後，出口まで廊下を歩いていると，壁にステロイドの合成で顕著な業績をあげた学者の肖像が飾ってあるのに気付いた。記念に写真を撮っておこう思い，ポケットから小型カメラを出したら，傍におられた企業の人は非常に驚き，本企業では外部の人のカメラの持ち込みは一切禁止となっていると言われた。すぐ本部に電話をされ，この件の処理を問い合わせられたが，折り返し連絡があり筆者の写真撮影はご自由に，との回答があった。両者ともにパニックに陥った事を思い出す。企業には外部の人に絶

対に見せられないことがある，と痛感した経験がある。
　もっとも，注射製剤の作製法は企業秘に入らないのかもしれないが，ハンガリーの製薬企業には学生の実習用に別棟があるとも思えないので，実習可の企業の方針は今でも当方には不明である。その後，薬剤部を案内して頂いたが，金曜日の午後というのに勤務中の人影はなかった。処方せんが回って来た時は，当直の人が自宅から出てこられるとかであった。1時間ほどしたら，教授が迎えにこられ，挨拶をされていたが，親しそうであった。
　今回のペーチの会が終了後，バスで小1時間も離れたところにあるワイナリーでお別れ会が開かれ，参加者と主催側の内科の医局員が招待された。次から次へとそのお店の自慢のワインが出され，全部で10種類ほど試飲させられた。その時，隣に若い医師がいたので，薬剤師との関係をお聞きしたが，「薬剤師と話すことはないし，薬の事はブックに書いてあるから必要ない」と素っ気ない答が返ってきた。
　テーブルの前に座っていた教授に同じ質問をすると，「薬剤師と話さないのは，プラクテカルではなく，経験不足になる」と言い渋い顔をされた。教授は，「回診の時は必ず薬剤師と一緒に出かける」と言明された。さすがにベテランの教授となると医療における薬剤師の職能をよく理解されていると思って嬉しかったし，研究以外の点でも思わず尊敬の念がわいた。このような教授だから薬剤部長も休日にもかかわらず筆者との面会を了とされたのではと思った。
　ワイナリーからの帰途，バスの隣席にクロアチアの医学部薬理学の教授と一緒だったので，雑談した。医学部は6年生，薬学部は5年制で，学生数は200人とかで，女子が多いとのことであった。薬学部への入学の競争率は約3倍で，結構難関のようであった。彼も薬学部の薬理の講義を分担しているとかであった。今年秋には教授が，国際学会を開催されるので参加するが，時間があれば薬学部を訪ねたいものだと思っている。

　前回のペーチの会の時は，帰途ブタペストにより，一泊の予定であったので，その教授にゼンメルワイス大学の薬剤部の訪問先を紹介して頂いたが，あいにくとメモを無くして，面会する教授の名前と住所が不明であった。しかし，折角の機会だからとタクシーに乗り大学病院に向かった。ここからまさに，筆者と同行者にとっての，「ゼンメルワイスの悲劇」が始まった。それから，2時間半以上も，大学構内を薬学部と薬剤部を訪ねて歩き回った。

結論からいくと，残念ながら英語を話せる人がほとんどいなくて，足の先がジンジンし始め，また同行者の疲れが見えてきたので断念した。ホテルに戻り，ドナウ川のすぐ傍のレストランで冷たい物を飲みながら一同暫く放心状態になったことを思い出す。

数年後に，再びペーチ市で，国際シンポジウムが開催されたので，参加した。今回は，事前に教授に依頼し，ゼンメルワイス大学の薬学部の先生に面会を依頼して，了承を得ていた。前回の失敗談を知らせていたためか，学会の会長として忙しい筈の教授がわざわざホテルまで迎えに来てくれ，大学まで案内してくれた。構内はかなり古い建物で，壁がかなりの部分剥がれていた。ある建物に入り，角がすり切れた大理石の階段を4階まで上ると，教授室があり，その周辺は実習室が並んでおり，学生達が廊下で待機していた。

女性の教授に紹介され，セミナー室に案内されると，今一人の女性教授がおられ，薬理学を担当されておられるとの事であった。1時間ちかく，いろいろとお話できた。とりあえず，制度の事などをお聞きした。概略を述べると，ハンガリー全体で4校の大学で薬剤師教育をなされていて，年間約350人の学生で，卒業後は企業，病院，開局薬局に就職とのことであった。給与は企業が一番高く，次が薬局で，最後が病院とかであった。もちろん5年制であった。薬局ではテクニシャン制度は確立されているようであった。

パーキンソン病の治療薬として使用されているデプレニルがこのハンガリーで開発されていますねと言うと，開発したクノール博士は私の恩師であると薬理の教授が笑顔でいわれた。時々大学にも来られているとかであった。男女の割は，8：2で女性が優位であった。面会した教授2人が女性ということも，かなり女性が多いことを示唆している。

外へでると，落ち葉で一杯の構内には沢山の学生の姿があった。一旦ホテルに帰った後，王宮の観光にでかけ，その後王宮の下にあるゼンメルワイス医学博物館に出かけた。前回も訪ねたがあいにくと休館日であり，建物を見ただけであった。今回は幸運にも開館しており，中を見物できた。ゼンメルワイスの使用していた机と椅子，写真，薬入れ瓶などが展示されていた。また当時の薬局のモデルがおいてあった。

出かける前にゼンメルワイスの本に銅像の写真があったので，今回はそのコピーを持って出かけた。下にエリザベート広場と書いてあったので，ホテルのフロントで問い合わせると，広場はホテルのすぐ前にあった。やっとゼンメルワイス先生に会えると楽しみに出かけたが，広場にはそれらしき銅像

はなく，代わりにモーセとおぼしき白い彫像だけがあった。近くの人に英語での会話の可能性を聞いたが，前回同様にまだ英語は通用しなかった。広場の内外を一周したが，それらしき像はなく，バスを待っている数人の若い女性がいたので話しかけた。英語が話せたので，銅像の事を問うたが，誰も知らなかった。写真も見せたが首は横に振られた。

彼女らが，今少しして，結婚し，妊娠し，やがて出産するであろうが，母子共々の安全を保障し，歴史の1ページを飾った偉大な同国人の事を知らずに明るく生活している。ゼンメルワイスが一生を懸けて守った女性たちが，写真を見ても彼を知らないと言うし，異邦人がその銅像を探していても興味はなさそうであった。

「ゼンメルワイスの悲劇」は時の権威に無視された事にあるが，時が流れた今，町で出会う若い女性達が彼の名前を知らない事もまた悲劇のように感じた。しかし，この原稿を書き終わった時にハンガリーから封書が届いた。ゼンメルワイス大学の薬学部の薬理学の教授からで，手紙と共に分厚い薬学部の案内書が入っていた。「またいつか来学してください」とのことであった。案内書の表には大学の紋章と裏にはゼンメルワイスの肖像があった。彼の名前が大学名になったのは，今から30年前とのことであった。誠実にまた信念を持って医療の向上に一生を捧げた人への，同国の最大の贈り物なのかもしれない。知己を千載に待つーと言う言葉が思い出された。

# 10. ゼンメルワイス大学薬学部

　先日，東京医科大の内科学教室の40周年記念会が開催された。3代に亘る教授とのお付き合いから招待された。初代の梅原千治教授（故人）は，わが国で最初にコーチソンを臨床で使用された医師であり，また「ステロイドと胃潰瘍」に関する研究で著明な業績を上げられた。専門が同じという理由で筆者も知遇を受け，京都に赴任する時には純金のカフスボタンを頂いた。祝辞を依頼されたので，そのカフスボタンをスライドにして紹介した。毎年，抗炎症薬，特にステロイド性薬物，の講義時には身に付け，先生の業績とお人柄を学生達に紹介している。その時，テーブルの隣席に長町幸雄名誉教授（群馬大医学部外科）がおられた。この先生とも30年余に亘りご厚誼を頂いているので，色々とお聞きした。
　－先生，ゼンメルワイスの事をどう思いますか？（さすがに外科医，即座に）
　「彼の発案した消毒は現在の外科でも第一番目に重要な事で，われわれ外科医は徹底的に消毒をしています。特にわが病院では，医師および看護師の全員がアルコールを浸したガーゼを入れた金属製の箱を身につけ，常時手指は消毒しています。したがって，わが病院で院内感染など絶対に起こりません－」と強調された。
　－外科の発展は麻酔，消毒，そして輸血が可能になったことですね？（意外にも）
　「輸血よりも止血法の確立の方が重要です。大昔の外科医は，出血の時はタオルで血が止まるまで，2時間でも3時間でも押さえていたのですよ。スイスのコッヘル（1841-1917）が止血鉗子を考案して，甲状腺の手術などに成功してノーベル賞をもらっている事からも判りますね」
　（確かに筆者もイヌの開腹手術などを行う際，止血鉗子が手元に無ければ，実施できないのは事実であり，外科の教授の意見は納得であった。念のために）
　－以前は手指の消毒は大事であったと思いますが，近年はゴム手袋が開発されているので，今は手の消毒など不要ではないですか？（これまた意外にも）

## 10. ゼンメルワイス大学薬学部

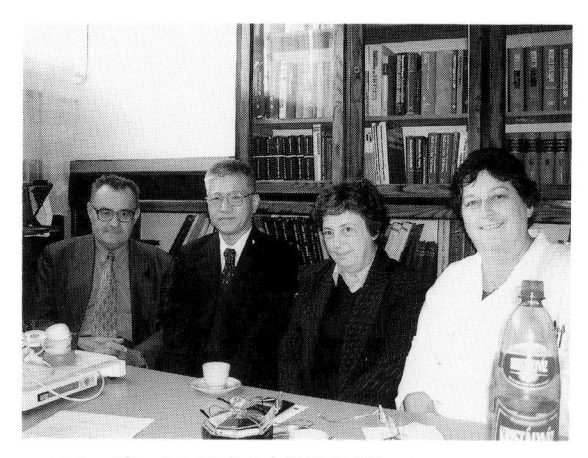

10-1　ゼンメルワイス大学薬学部にて
　　　ブラスコ教授（右端），テケス教授（右から2人目）
　　　ペーチ大学医学部
　　　モジーク教授（左端）

「とんでもない。ゴム手袋はピンホールの可能性があり，そこから汗とともに，細菌などが漏れ出てくる可能性があるので，まず手を消毒してから，それからゴム手袋ですよ。消毒は現在でも外科の基本です」

したがって，将来ピンホールのない完全な手袋が開発されない限り，消毒の徹底は現在もまた将来も必要不可欠かと感じた。なお，ゴム手袋が開発された経緯も詳しくお聞きしたが省略する。先生が少時席を外された時に，その隣席におられた外科の教授にもゼンメルワイスの事をお聞きした。その先生も，即座に「消毒と抗生物質，この二つが無ければ手術はできません」と返答された。改めて，ゼンメルワイスの偉大さに感心し，その後世への影響力の大きさを感じた。

さて，前章でご紹介したゼンメルワイス大学薬学部の教授との話で，二つのことが非常に印象に残ったので，今回はそれに対して考察を加えて見ることにする。

1）ハンガリーでは製薬企業への就職が医療系よりも高給であること，
2）医学部の薬理学の主任教授が新薬を開発したことである。

まず給料が高いということは，当然の事ながら薬学生が卒業後企業への就職していることを意味すると思う。ハンガリーの薬学部の学生のどの程度の

数の学生が企業に就職をしているのかは、目下薬学部の教授に問い合わせている。今まで訪ねた海外の薬学部や薬科大学では、大学の近くに世界的な製薬企業がある場合でも、学生が就職しないことが納得できなかった。企業よりも、薬剤師としての地位も給料も高いから—と言うのが主な理由のようであった。しかし、どこの国の薬大でも、1）化学の基礎知識、薬物の構造、2）薬物の薬理作用、3）製剤や薬剤の理論と技術、そして4）薬の開発の経緯やその計り知れない恩恵なども講義されている筈である。また、現在の薬では治療不可の病気も沢山あることも学んでいると思う。これだけの条件が揃えば、学生たちの胸にも創薬に対する憧れというか、「薬を開発したい、開発しなければ」という気になるのではないか。海外の薬学生が「なぜ創薬に関心がないのか？　また、何故製薬企業での勤務を指向しないのか？」という疑問は、筆者にとっては世界の7不思議の一つに思えていた。

　筆者が何となく薬学部に進学を決め、さらに製薬学科を選んだ理由は漠然ながら将来は創薬的な仕事に従事したいと思っていたような気がする。3年生の夏休みには友人達と、有機系の教室で特別実験をさせて頂いた。続いて薬理の実習が始まり、薬物の作用が発現する様子を見て、改めて薬学を選んで良かったと思った。この本の読者の中で現在病院や薬局で勤務されておられる薬剤師の方々も、学生時代のある時期、ある瞬間にでも創薬に対する憧憬を持たれたことがあるのではなかろうか。ハンガリーの薬学生が製薬企業に就職しているのは、高給もさりながら学生の積極的な意欲もあると思うが、当然ながら教員側の指導もあると考えられる。筆者が海外の薬学部を訪問する時の密かな関心事の一つは、その大学での創薬に対する考えである。もちろん創薬に関心を持っておられたら良いが—という期待を込めてである。

　ハンガリーから送られてきたゼンメルワイスの肖像付きカレンダーには医学部、歯学部、薬学部の3学部のシラバスが全部載っていた。薬学部のページをめくっていると、以下のような記事があった。まさに、筆者がこの十数年来探していた事が書いてあった。それは、最終学年（5年生）での講義科目で、主題はIndustrial Pharmacyで、製薬企業での勤務を希望する学生へ—とあり、講師は薬学研究所の教授ならびに製薬企業で活躍中の著名な学者とあった。プログラムは以下のようであった。

## 10. ゼンメルワイス大学薬学部

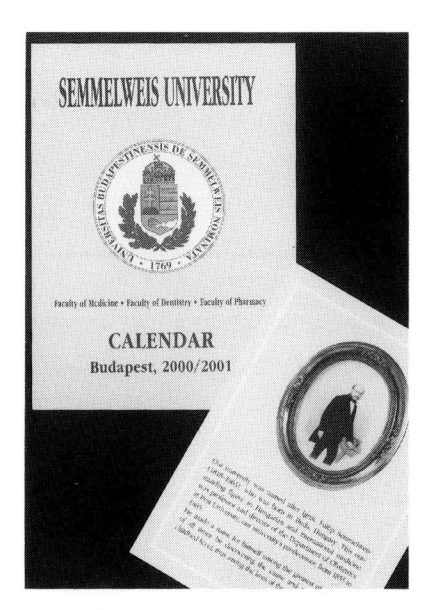

10-2　ゼンメルワイス大学のカレンダー

　序文，製薬工業のプロフィール，企業における薬剤師の業務，賦形薬の応用，薬物の製剤化，遺伝子工学における新薬（ゲノム創薬？），品質管理，製薬企業における品質の規正，GMP（企業訪問），バリデーション，製剤処方，薬剤の安定性に対するFDAおよびECガイドライン，液剤，錠剤の開発と製造，水剤の製造，薬物生産におけるスケールアップの問題点，コンピューターモデルでの薬物の開発，リポゾーム，製薬企業におけるNIRスペクトロスコピイの応用など。

　最終学年の学生が対象であるが，このような講義が半期あることは低学年生も聞いているだろうし，クラブの先輩などで製薬企業に勤務している人からも，その活躍ぶりは聞いていると思う。また企業の第一線で活躍中の卒業生が現場の雰囲気を後進に伝え，創薬への関心を深めるよう配慮がなされているのであろう。つまり，ハンガリーでは，医療薬学への進路一本ではなく，創薬の楽しさ，重要性を認知した上で薬学教育に当たっていることが明らかであった。我が国の薬学教育と一脈を通ずると認められた最初の国であった。

帰国後，今一度「よみがえる人生。パーキンソン病新薬誕生物語」（アラウ・ダウ著，難波陽光訳，講談社）を読み直してみた。クノール博士の事，デプレニルの開発経過が詳細に記してあった。クノール博士（1925-）は，ユダヤ人であることからドイツの強制収容所に送られたが，九死に一生を得て奇跡的に生還をされた人であった。その少年時代のほとんどの期間，捕虜生活を余儀なくされたようだ。年齢から考えるとあのアンネ・フランク（1929-1945）の4歳年上のようだ。不幸にもアンネは生還できず，収容所でチフスのため，15歳で世を去った。

クノール博士の伝記がないのでわからないが，大人と違って子供には苦境の中でも，天性の明るさが備わっているので，われわれが思うほど悲惨ではなかったかもしれない。あるいは，弱音を表に出さずに健気にも小さな胸にしまっていたのだろうか。

クノール博士は解放された後，ブタペストに戻り，大学に進学し医学を修めた。しかし，医師とはならず，薬理学を専攻する学究となった。そして，中枢神経系の疾患に関心をよせ，最初は抗うつ薬の開発を試みたが，ある薬物がパーキンソン病の治療に有効性が期待され，学会でも発表した。西側で始めて講演したときは，鉄のカーテンの向こう側から来た学者として見られたようだ。自分がユダヤ人であるという理由で，死を直前にした苦しみを受けたが，いまや世界中の脳障害の患者の苦しみから免れる薬物を開発された。まさに，その偉業に拍手であろう。このデプレニルも最初は，うつ病の治療薬と期待されたが，パーキンソン病に効果が確認された経緯があり，セレンデピテイの一例であろう。博士が属するイェヂッシュ（ユダヤ人）の格言にある。「運がつくと，知恵は二倍になる」。まさにその通りである。このクノール博士も，おそらく薬学部の5年生には創薬についての意義を熱弁され，学生の創薬心に植え付けられたのではなかろうか。

ハンガリーと言えば，セント・ジョルジ（1893-1986）を思い出す。ビタミンCの発見でノーベル賞に輝き，後年筋肉の収縮弛緩機構で業績を上げた。基礎研究の結果と思うが，ビタミンとか薬とかに対して非常に強い関心を持つ国民のようだ。クノール博士の弟子が薬学部で学生の指導に当たられておられることは，創薬に対するポテンシャルが高い状態で，薬学部での教育がなされているようだ。彼らは立派なお手本をもっているということであろう。いずれ，21世紀にもハンガリーから新薬が世に出るであろう。

米国を始め，多くの国，特に医療薬学が盛んな国では，ひたすら医療薬学の教育に力を注ぎ，おそらく薬剤師の本来の職能では，その最終目的を達成できる寸前まで，その知識，技術は到達しているような気がする。
　わが国は約100～120年余の薬学の歴史を有しているが，医療薬学の分野は大幅に出遅れたようだ。しかし，現在は非常な勢いでこの分野が盛んになっている。医療体制が違うので，何時とは予測できないが，近い将来わが国なりに最先進国米国と肩を並べるレベルに達するような気がする。
　しかし，もし医療薬学先進国の薬学部の学生で，本来は薬剤師としての活躍を希望して薬学部へ入学した場合でも，薬に関する諸科目を受講している内に，創薬面に進路を希望する学生が出たとしても，それはカリキュラムから不可となる可能性があろう。ある意味では，わが国やハンガリーなどの薬学教育は理想的な形態をとっているような気がする。つまり，薬学部に進学して，それから薬剤師として医療現場で働くか，または企業での創薬，開発で活躍するかの選択肢が存在するからである。こう考えるとわが国は，将来薬学教育では世界のモデル的国になるかもしれないし，あらためて日本の薬学部に入れて良かったと思う。
　米国も医療先進国として活躍しているが，薬剤師の数の不足の充実などで，今しばらくは現体制が続くかもしれないが，何時の日か，薬学部でも創薬の方向に，一部は大きく舵が回るかもしれない。オリンピックなどで見せつけられる凄さが薬学の世界にも持ち込まれたら，わが国の創薬研究も頑張らなければならない時がくるであろう。ハワイの夏期講習会での講師陣による医療薬学での迫力ある講義を聴いていると，あの講師陣が創薬という同じ土俵に立ったら，筆者などはとても太刀打ちできないような気もする。

　話は変わるが，過日富山医科薬科大学の渡辺裕司教授の紹介でブラジルのサンパウロ大学薬学部長氏（日系）が当教室を私的に訪問された。ちょうど学生実習の最中であったので，実習室にご案内した。その時，学部生の指導に職員はもちろんであるが，大学院生や卒業実習で教室に所属している4回生が指導に当たっている姿を見て，非常に感銘されていた。ブラジルでは学生実習の指導は少数の職員のみで，毎年十分な学生実習ができず，難儀をしているといわれた。帰国したら，この指導方式を参考に今一度実習方法を見直したいといわれた。ティーチングアシスタント制度も説明したが，かの国

ではまだ確立されていないようであった。われわれが海外から学ぶことは多いし，また海外の方がわが国の少し良い点も学ぶこともあると知って嬉しかった。

　本学の会議室の壁には長井長義先生の揮毫による「切磋琢磨」の掛け軸がある。見事な書体であり，ドイツ留学で化学の基礎を学ばれた先生の胸には，広く海外の同学との交流ならびに競争しても負けるな―の意があったのではなかろうか。会議などで掛け軸を見るたびに偉大な先達の業績を偲んでいる。

# 11. ハンガリーの薬学概論

　オリエントという語を辞書でひくと，インダス川から西の地中海に至る地域，すなわち現在のイランからアラビア半島，エジプトを含めた地方を指す，とある。ローマ時代，太陽の昇る方向または地方を意味する「オリエンス」が語源で，より正確には'太陽が昇りつつある状態'をいうようだ。反対に太陽の没する地方は「オクシデンス」であり，多分夕陽が西の端に沈みつつある様子をいうのであろう。もちろん両者ともラテン語であるが，世界の文化の中心がローマからさらに西欧に移ると，当然その文化の範囲も広がった。

　われわれ日本人もオリエンタル，つまり東洋人となる。「オリエント・ワンセルフ」の意味は，（人）が自分の立場を見定める。または前進する前に自分たちの位置を確認する。さらに，「オリエンテーション」となると，（教会堂を）東向きに建てること，建物の東方を見いだすこと，仕事ないし学習のはじめにその展望を示し，方法を教える事－とある。新しい環境などに順応させるための指導，特に入学時の学習指導，科目履修案内，ともある。すなわち，オリエンテーションとは，新しい世界に入った時，まず「太陽の昇る方向」に匹敵するような方向を教え，次ぎに与えられた場における使命なり，役割などを理解させることであろう。東西南北の4方向がある中で，特に東に方位を定めることをオリエンテーションという理由は判らない。コンパスでは磁石の針は常に北を指し，地図には北の記号が必ず入っているのに，なぜ東が大事なのであろうか。

　19世紀後半頃から，オリエント地方の古代遺跡が次々に発見され，文字が解読され，われわれ人類は一万年前まで遡れるようになった。陽が昇り，素晴らしい文明が発達した地方，また神秘な世界の国への憧れからか，東方の位置づけをオリエンテーションとでもいったのであろうか。それとも，キリストの誕生地であるエルサレムが東方にあるので，聖地奪回の十字軍がヨーロッパを出発する前にその方向を学んだ事からオリエンテーションとでもいったのだろうか。米国の大学などではオリエンテーションを含めて，一般にはガイダンスという言葉を使用しているようだ。

　前置きが長くなった。すでにご報告したゼンメルワイス大学のカレンダー

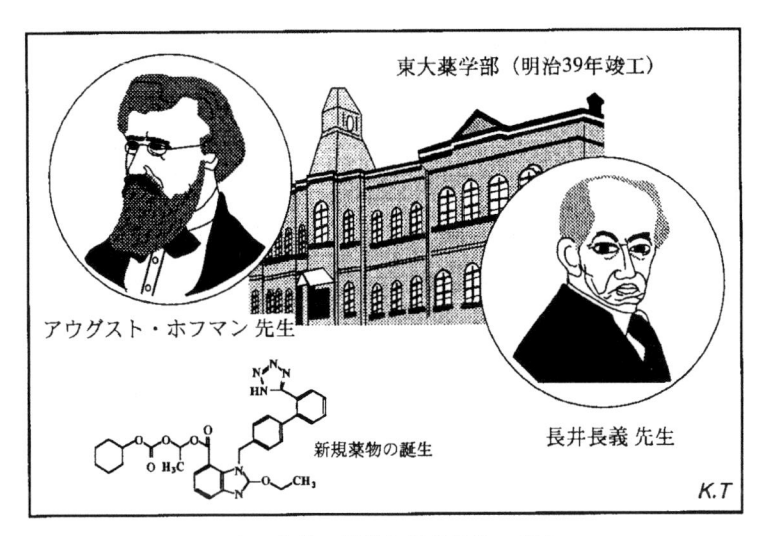

日本の薬学の発祥と新規薬物の誕生

（全部英文）であるが，今一度みていると興味深い事を見いだした。1年生の前期科目に，薬学のオリエンテーションと思われる科目があった。おそらくわが国の薬学概論に相当すると思われるが，以下のようなシラバスが書いてあったのでご紹介する。週2時間で，14回からなる。主題は「薬学の歴史」であった。講師は，アグネス・ケリー博士となっている。

1. 全カリキュラムにおける本主題の位置と重要性，医学と薬学のシンボルについて。
2. バビロニアーアッシリア時代，およびエジプト時代における医学，薬学の知識。
3. ギリシャの医学，薬学。ヒポクラテスの医書。ローマ時代の医学，薬学。ガレンについて。
4. アラブ諸国およびヨーロッパ中世。知識の伝播。大学の誕生とヨーロッパの職種としての薬局の誕生。
5. ルネッサンス思想。パラケルススと化学薬品。医学の一学派としてのホメオパチィ。
6. イタリー，フランス，ドイツ，英国における薬局の発達。
7. ハンガリーにおける薬局の発達。
8. ヨーロッパにおける薬学教育。教育の発達。

9．薬物の定義。鑑別法。起源と作用強度による薬物の分類。
10．作用機序，使用法，適用部位による薬物の分類。薬物と用量。特別に命名された用量。
11．薬物の利用，薬物の使用量の増加の原因。薬物乱用と予防。麻薬の取り締まり。
12．国際的な職能の連携。F. I. P.（国際薬学連合）とI. P. S. F。薬物の規格化。薬学の文献，学術論文，雑誌など。
13．処方箋。薬局，galanic実験室（？），製薬企業。
14．医師と薬剤師の連携性，その他。万人の健康－健康のための全て。

　ハンガリーでは，薬学部に入るやいなや直ちに上記のオリエンテーションが始まり，ギリシャのヒポクラテスからF. I. P.（国際薬学連合）やI. P. S. F. にいたる医学，薬学の2400年に亘る全歴史が講義されているようだ。特に，ヨーロッパ各国での薬学の歴史，現状を十分に説明した上で，第7回目に自国の薬学を説明している。始めは，歴史や他国の話しなどと思ってのんびり聞いていた学生も自国の話しが始まって襟を正す頃であろう。当然，ゼンメルワイスの偉業については熱を込めて説明されていることであろう。新入ホヤホヤの学生に対し，「進学したのは薬学部であり，将来は薬剤師として社会に貢献すること」をしっかりと教え込んでいるようだ。

　ついでながら，1，2年次ではラテン語を，1～3年次まではハンガリー語を教えている。当方の経験からいっても，ラテン語の習得は，将来機能・形態，薬理などの医療薬学を学ぶ際に大いに役立つと思う。わが国では，明治維新でドイツ医学が採用されたせいか筆者が学生時代であった頃から現在でも，第2外国語はドイツ語と決まっている。西洋医学・薬学を学ぶ以上は，今後は，教養としてのドイツ語とともに，せめて半期（6～7コマ程度）でもラテン語の講義があると良いだろう。ハンガリー語の実習が医学部，薬学部ともに3年間あるが，現在ハンガリーが多民族国家となっているために，公用語であるハンガリー語を教えているのであろう。とまれ，このシラバスを読んでいると，当方が科目など履修生とでもなって聴講したいくらいである。このオリエンテーションで，まず薬剤師になることの方向性が明白になり，残り4年半で薬学を多方面から学ぶ。そして，企業での活躍を希望するならば，その方面にも進めるように講義がある。まさに理想的なカリキュラムと言わざるを得ない。

　EU諸国全部の薬学部の年限が5年制に統一されたようだが，薬剤師の免許

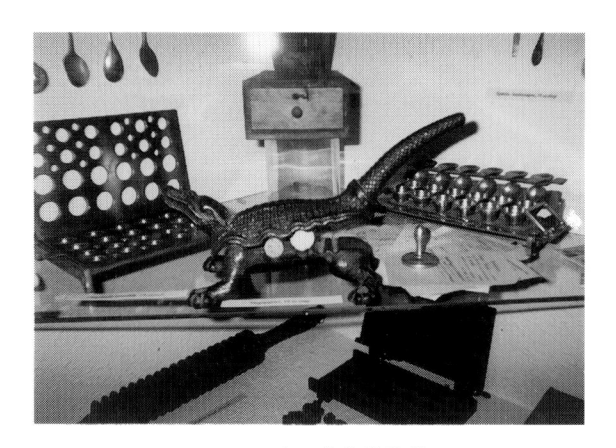

11-1　ペーチ市の薬物博物館にて

も共通となれば，場合によっては他国で職を得る可能性もあろう。その場合はこのようなオリエンテーションを聴いている限り，近隣諸国での勤務もかなり自由に出来るのではなかろうか。もっとも，ハンガリーでも薬剤師の数が不足気味で，南部のペーチ大学でも最近薬学部が新設されたと聞いているので，他国まで出る人はいないであろうが。

　島国であるわが国と違って，ギリシャに始まった医薬学が地続きにはるかハンガリーまで到達し，発達し，今日の医療社会を形成しているために，その歴史を学ぶことは意義があろう。筆者の学生時代，特に教養時代は時間があり余っていたのに，ヒポクラテスやパラケルススの話や諸外国の薬剤師の職能や，わが国における薬学の歴史や，薬剤師のことなど，正規の講義では一度も聞いた記憶がない。また卒業後，薬剤師の免状を得るが，その先の有り様に対する配慮は全くなかった（当方の理解不足？）ように思う。多分他大学でもそうであったろう。筆者も，教養時代はドイツ語，有機系の講義では，ベルリン大学のリービッヒ，ホフマンを始め，その門下生であった長井長義，朝比奈泰彦先生の話は何度も聞いた。その系譜に属している有機化学の教授の口調には非常な尊敬の念が籠められていた。ちなみに，友人の西川浩平氏は卒業後某薬品工業に入社し，長年アンジオテンシン受容体拮抗薬の薬理を担当し，最近新薬の開発に成功し，薬学会から表彰された。薬学研究の申し子ともいうべき人が，学生時代，病気や治療に関する講義は聴講したかったと言っている。

すでに述べたが，筆者は米国東部の大学付属研究所に留学したが，下宿のすぐ近くに米国最古の薬科大学があったことも知らず，また訪ねた事もなかった。ドイツに留学した長井先生をはじめ，その後日本の薬学を立ち上げられた諸先生がたも，化学を学びに行かれたのであって，薬学部の訪問，薬剤師と話をする機会は持たれなかったのであろう。一人でも薬局なり，薬剤師の職能に興味を持っておられたら，帰国後その方面，つまり現在の医療薬学，の基礎作りをされ，日本の薬学もかなり変わった形で発達した可能性があると思われるが。

　ハンガリーの薬学部と同じく，わが国の薬学生にも出来る限り早い時期に，みっちりとオリエンテーションを与えるべきであろう。教養科目が終了する頃に薬剤師とは何かでは，残りの時間の短さから判断しても，遅きに失するような気がする。鉄は熱い内に打てという言葉のように，入学と同時に，薬学部の使命，薬剤師の職能，社会的要求，今後必要とされる薬物などは半年くらいはしっかりと講義すべきであろう。また薬剤師の使命，医療現場における医師，看護師とのチームプレイについての話も今後は益々重要となろう。そのためにはどのような心構えで以後始まる薬学の種々の科目を学ぶか，また単に国家試験合格だけを目標にせず，広く社会人としての教養を身につける必要性などを教えるべきであろう。ケリー博士のように一人で全部を講義するのは，大変と思うが，何人かの先生が分担して講義すれば，各先生の負担は少なく，話しも深みがあろう。

　当大学では，薬学概論はもちろん独立して講義されているが，2回生の後半から始まる薬理学の講義を筆者が担当する時は，最初に医学や，薬学のシンボルの話しはもちろん，その由来のギリシャ神話などを簡単ながらも話している。しかし，時間の都合で，バビロニアやアッシリア時代にまでは遡って講義したことはない。ただし，安全性薬理学ではヒポクラテスや，パラケルススの話しはしている。学生時代にハンガリーのようなオリエンテーションがあれば，もっと早く，医聖や薬学の開祖の事跡などに親しむ機会が増えたような気がするし，もっと若い時に薬学をより深く理解することができたのではと思う。

　先ほど，社会人としての教養を身につけることが大事と書いたが，以下に教養の一例をご紹介しよう。

　ある年の，ハワイの講習会で循環器内科の教授から，「みなさんは，一体いくつカルチャーをお持ちですか？」─と問われた事があった。多くの聴衆

は最初その意味を理解できなかった。当方も「カルチャーを持つ」という意味を理解できなかった。教授は例を挙げて説明された。要するにカルチャーとは「心のゆとり」のようであった。たとえば「バラの香りをかぐ」事もカルチャーの一つであった。このようなカルチャーを200～300くらい持った医師が患者と接する―そこに本来の医療があると説かれた。「バラの香りをかぐ」的文化を増やすことで，循環器系に悪影響を与えるストレスから解放されるとも話された。もちろん「バラの花を贈る」こともカルチャーの一つであろう。「バラの花を贈る人の手にバラの香りが残る」－好きな言葉である。西洋とオリエントが合流するイスタンブールの観光案内書を見ていると，トルコのスルタンがバラの花一輪を持ってその香りをかいでいる画があった。コンスタンチノープルを陥落させたあの勇猛果敢なスルタンも，戦いの後は，バラの香りを愛でるカルチャーをもっていたようだ。

　「その国が，どんな法律をもっているかよりは，その国が，どんな詩と歌とをもっているかということのほうが，私にはずっと重大なことだ」
ロバート・バーンズ（詩人）

　アガサ・クリスティの作品に，「オリエント急行殺人事件」がある。「翼よ，あれがパリの灯だ」で有名なリンドバーグ（1902-74）の子供の誘拐，殺害事件をモデルにしたもので，一度テレビで見たことがある。「オリエント急行」は，パリからイスタンブールまで走る列車で，一時廃止されたようだが，現在は復活してその豪華さで人気を集めているようだ。リンドバーグは富も名声も手に入れたが，終焉の地として美しい海の見えるハワイのマウイ島を選び，その地で没したようだ。ここしばらく「オクシデンス」の薬剤師を訪ねたので，次章は，リンドバーグの眠るマウイ島に戻り，「プルメリアの花の香り」をかぎながら，筆者にとっての「薬学の七不思議」について新しい情報をお伝えする。

## 12. マウイ島の講習会

桐子の部屋
  森岡さっとピストルをとる。
  同時に森岡にとびかかる桐子。
桐子 「ちがうッ！ちがうわ！この人デカじゃないッ」
  桐子をはねとばし立ちつつ撃鉄を起こしている森岡。
  轟ーッ！
桐子 「（狂ったように）止めてーッ！」
  英次のコートのポケットから，撃った弾痕がくすぶっている。
  英次。
  ーピストルを持った手をゆっくりと出す。
  ・・・・・（略）
桐子 「（ポツリと）そういうことか」
  パトカーのサイレン急激に近づき，数を増し異常に盛上がる。
          倉本　聡「駅」より

　世に七不思議というものがある。わが国では，越後，信濃，本所の七不思議があり，世界的には，エジプトのピラミッド，ピサの斜塔，万里の長城，英国のストーンヘンジ，イスタンブールのアヤ・ソフィア寺院，イスラエルの死海，イースター島のモアイなどが上げられているようだ。筆者は，長城，死海とモアイは見たが，後はいずれ折りがあれば見物に出かけたいと思っている。筆者にとっても薬学の七不思議とでも言えそうなものがあった。その一つが解けたので以下ご紹介する。

　ある夏，マウイ島での講習会でベンチャー系企業所属の講師の講演をきいた。演題は「統合失調症の薬物治療」であり，沢山のスライドを使用して説明された。この講習会の一つのメリットは，各講師が使用したスライド全部が複写され，一冊のファイルに綴じられている。今一度読み返してみると，見事に整理されている。まず講義の主題の解説にはじまり，病気の歴史，病態の説明，疫学，治療にかかる経費，予後の良否，病因，環境要因，脳の構

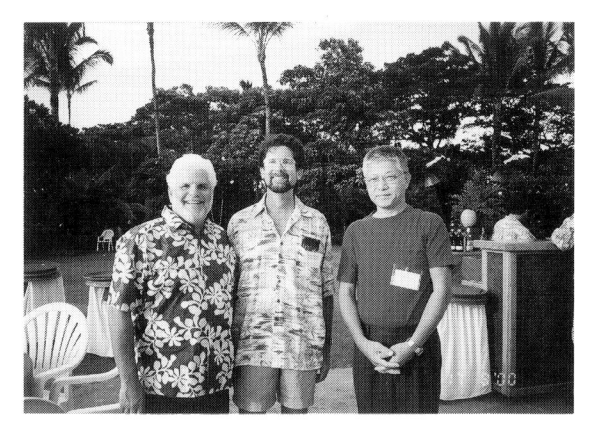

12-1　南カリフォルニア大学薬学部教授

造異常のMRI，ドパミン，セロトニン仮説の説明，最近の治療薬，その講師の所属する企業で開発された薬物の作用機序，そして現在開発中の薬物の一覧表と臨床試験の進展度などであった。講演後の質疑も活発であった。肩書きはPharm.D.とあったので，講義後，廊下で少しお話をさせて頂いた。日本には何度も出掛け，製薬企業の人達と会っているとかであった。会話の内容が非常に印象深かったので，以下に記す。
－薬学部出身ですね？
「そうです。南カリフォルニア大学は母校です」
－Pharm.D.をお持ちのようですが，何年くらい掛かったのですか？
「合計で8年掛かりました」
－米国の薬学部の卒業生，特にPharm.D.を取られた方は，病院薬剤師や，薬局に勤務されるようですが，貴方の場合なぜ企業ですか？
「私が卒業した時は，学生は全部で170人でしたが，最初から企業に入ったのは私一人です。もっとも，大学を出た後病院に勤務していた友人が，途中から企業に転職したので，今は2人ですが」
－企業を選んだ何か特別の理由があったのですか？
「別にこれと言った理由は無かったのですが，何となく，病院で働くよりも他の分野で仕事をしようと思ったからです」
－米国の薬剤師のお給料は高いし，またその地位も高く評価されているので，もったいないですね。

「たしかに，給料の点では，大学を出たての頃は，企業よりも薬剤師として働くことの方が明らかに高いですね。しかし，私の場合現在薬剤師のダブルに近い給料を貰っていますよ」

ハワイのクワキニ病院の薬剤部長に聞いた事だが，薬剤師である程度経験を積んだ人の場合の平均年収は6〜7万ドルとかであった。その給料の倍近いとなると，年俸は10万ドルを軽く越えていそうであった。推定年齢45歳くらいであったが，年齢の割にはかなり高級取りではないかと思った。

ーそれだけの給料を貰えるのならば，他の人は何故企業を目指さないのですか？もちろん，サラリーが全てではないのは十分にわかっていますが。

「給料は高いが，病院と違って製薬企業は非常にアグレッシブ（aggressive）で，大変な職業ですよ」

会話の間，このアグレッシブという言葉を何度も使用されたので彼自身その言葉の意味するところを身にしみて感じているようであった。アグレッシブを辞書で引くと，1．侵略的な，攻撃的な，攻勢の（⇔defensive），2．積極的な，意欲的な，押しの強い，とあった。つまり，彼は，「企業はアグレッシブな社会であり，そのアグレッシブさに堪えられないと，やっていけない。デフェンシブでは絶対に駄目」，と言いたそうな口調であった。講師は開発部所属であったので，薬物の開発のためには，臨床試験の依頼も，他企業との交渉も，かなり攻撃的に，また強引にやらざるを得ない場合もあるのであろう。

ーいくらアグレッシブな社会とは言え，たった一人とは驚きですね。日本の薬学の卒業生（院生を含めて）は，近頃は病院や薬局に就職を希望する人が増えていますが，それでも製薬企業への就職希望者は多く，また採用されます。どうして米国の薬大生は企業に魅力を感じないのでしょうか？臨床実習でも，現在の薬物では治療できない疾患も多い事を肌身で感じていると思うし，新薬の創製などに意欲を燃やす学生が出てきても良いと思うのですが。

「いや，実のところ，薬大生が企業への就職を希望しても，米国の製薬企業は，薬学部出身者をあまり採りたがらないのですよ」

ーエエッ！ーそれはどういう意味ですか？日本よりも長い年月をかけて薬学を学んだ薬のベテランじゃないですか？ 学部卒は別としても，Pharm.D.を持つくらいの高度の知識を持つ人をなぜ企業は採用しないのですか？

「それはそうですが，企業が欲しいのは，Pharm.D.ではなく，実際のとこ

ろはPh.D.ですよ。Pharm.D.は基礎も臨床も含めて薬の勉強はしっかりとしてします。その知識も幅広いものがあります。実は，その幅広さが問題なのですよ。つまり幅広さの反面一貫性に欠ける，ということですね。一方，Ph.D.はある分野で，まさに一貫した研究テーマで仕事をし，学位論文をまとめあげます。したがって，製薬企業としては，幅広い知識よりも，その一貫性に目が向くようですね。特に企業の研究職では，Ph.D.最優先ですね」

（そういうことか！・・・米国の薬学生の豊富な臨床体験も製薬企業ではあまり活用されてないのか・・・）

この講師との会話が終わって，プールサイドでぼんやりしていたら，冒頭の会話が胸に浮かんだ。桐子の言葉である。小説「駅」や映画「駅」を見られなかった読者に簡単に粗筋をご紹介しよう。桐子は北海道の雪深い小さな海浜の町で，ひっそりと居酒屋を開いている。正月休みで島に帰郷の途中にある主人公（英次）は，海が荒れたために，足止めを食う。船を待つ間英次は桐子の店に立ち寄る。その木訥な話しぶりに桐子は惹かれる。職業を聞かれるが英次は野暮と思ったか答えない。桐子は，札幌からきた営林署の役人と理解する。二人の間は，樺太が近くなるほど急接近する。バックに八代亜紀の「舟歌」が流れる。しかし，殺人犯で手配中の愛人が英次に撃たれて初めて，彼が警察官であることに気が付く。そして，あのセリフである。

今までモヤモヤしていた米国の薬大生の不思議が一気に氷解したような気がした。まさに，桐子と同じく，やっと事態が飲み込めた。米国の薬学部の学生が指向しないのではない，企業が別系統の人材を求めているのだ。「行かない」というより，「行けない」と解釈出来そうな説明であった。以前，フィラデルフィアの薬科大学では「医療機関の方が高給であり，また社会的地位が高いから，企業よりも病院などに就職する」と聞いていた。ごもっともな話と納得していた。あの時の給料は初任給と理解すべきであったようだ。あの助手も薬大生も，卒後20年近くもすれば，企業に就職した人の給料が倍になる事を知らなかったのではなかろうか。もちろん全ての人があの講師のように，高給を取れるという保証はない。偶々，その人がアグレッシブな社会を切り抜けるだけの才能と努力があったからこそ，結果がダブルの年俸となった可能性はある。講義にしても，また筆者との会話でも，開発業務では相当な手腕を発揮しているであろう事は，容易に判った。

薬学部に入学した大多数の学生は，薬剤師になることを理想としているであろう。講習会で知り合いになった薬剤師のほとんどは，薬学部に進学する前に別な大学（2～4年制）を卒業していた。高校からストレートに進学する日本と違って，将来の目標意識は明白である。また，彼らを受け入れる薬学部もまた医療薬学の現場で活躍できる人材の育成を最大の目標としているようだ。逆に考えると，企業に向かう人材の育成にはほとんど力を注いでいないことになる。薬学部の教員からみたら，製薬企業に勤務を希望する人は，薬学部ではなく，別の学部へ進学して結構かもしれない。

　たしかに，研究職の場合は一応納得できる。Ph.D.を取得するまで，研究一本で，みっちりと科学の基礎と応用を学び，また技術を学習するから，企業に就職しても即戦力としてその能力が発揮できるのであろう。筆者が留学中にある企業の研究者と知り合ったが，その人はペンシルバニア大学医学部の生理学教室でPh.D.を取得されておられた。一度その人の研究所を訪ね，研究室を案内して頂いた。ある部屋では，手術台の上に麻酔された大きなイヌを使用して実験をされていた。一人のPh.D.を中心に，多国籍の7～8人のテクニシャンが実験台の周りと，計測機器の側にいた。たしかに，服薬指導のベテランでもあの研究室での指導は一寸無理かも知れないと思った。もちろん，逆もまた真であろう。あのPh.D.が，ロングビーチの病院でベテランのPharm.D.の個室で勤務ができるか否か。風邪くらいの簡単な疾患ならなんとか薬の説明は付けられるかもしれない。しかし，臓器移植した患者などが回って来た時は，完全にお手上げであろう。凶悪犯がピストルを取った瞬間にポケットから銃を撃てるのは警察官であり，営林署の役人ではない。山の中で，どの木を伐採し，何を植樹するのか，英次に聞いても仕方がない。どうやら，米国の医療薬学界と製薬企業界とは，こと人事に関しては完全に棲み分けが進んでいるようだ。しかし，米国の薬学は今臨床薬学に全力集中しているが，何時の日か薬学部も創薬なり，理論薬学の分野でも，これまた先進国になりそうな気がする。とにかく，人材にしても資源にしても豊富な国である。

　しかしである。筆者にはいまだ納得出来ない点がある。薬学生として，しっかりした薬学のカリキュラムをこなし，その後平均二つの専門分野で臨床

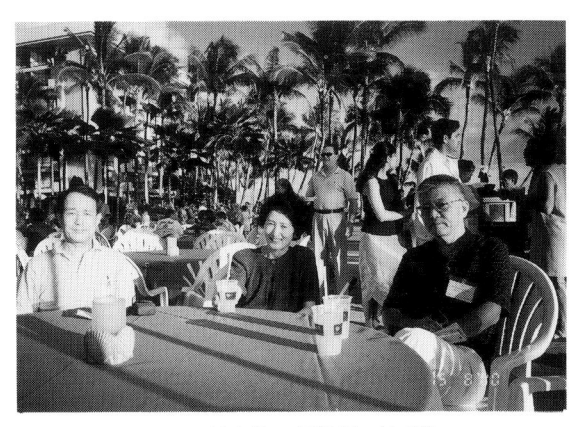

12-2　川島紘一郎教授（左端）

実習をして，薬に関しては徹底的に勉強をしている。そこで得た知識は，製薬企業の開発や学術部門でも十分に発揮できるのではなかろうか。講師の言葉を信用しない訳ではないが，本当は企業も欲しいが，薬大生やPharm.D.が希望しないのではないか？　わが国では，外資系の製薬企業でも，研究，開発を問わず，薬学から沢山の人を採用している。したがって，研究職以外の分野での活躍は十分に可能と思われるが。一方，わが国の薬学は選択枝がひろく，医療系へも企業系へも，またその他の分野にも学生個人の意向で自由に職は選べる。有り難いことであり，自国を褒めるのは，少々照れ臭いが，実にバランスが取れていると思う。もちろん，医療薬学に関しては，米国のレベルに追いつくにはまだ相当な時間が掛かりそうである。しかし，わが国の教育機関でも人材がドンドン増え始めているので，将来が大いに期待できる。今後も折りがあったら，米国の製薬企業の人事関係の人の本音も聞いてみたいし，また薬学部の先生がたのご意見もお聞きしたいと思っている。もちろん，薬大生やPharm.D.とも話がしてみたい。また何時の日か，（そういうことか－）と納得出来る話が聞けるかもしれない。

# 13. 銀嶺遙かノルウエー

「国境の長いトンネルを抜けると外は雪国であった」－川端康成の名作「雪国」の書き出しである。当方も院生の頃先輩に誘われて新潟の浦佐，湯沢あたりにスキーに出掛けたことがある。夜遅く上野駅を発って，あの国境のトンネルを越えると，小説と同じく，寒々とした雪国が広がっていた。リフトから見る遙かに見える銀嶺の山々や，スキー小屋での夜の団欒の楽しさは今でも忘れられない。筆者にスキー靴の履き方を初めて教えて頂いた二年下の院生（関谷剛男氏）は，現在癌研究では著明な学者となられていると聞く。学術誌などで，氏の名前を目にする度に，懐かしい時代を想い出していた。今回教室の院生が癌学会で研究成果を発表する都合で，学会入会のために氏に推薦文を書いて頂いた。あのスキー場でのことがなかったら，氏に推薦などお願い出来なかったような気がする。ご縁があったのであろう。

ある年，ノルウエーのトロンハイム大学のチェン教授からメールが入り，学会へ招待された。今回は，まずスウエーデンまで飛び，ウプサラの友人を訪問してから，トロンハイムまで汽車を利用した。列車内は沢山のスキー客で，セザンヌの絵のように人々は陽気でゆったりと話をしていた。約10時

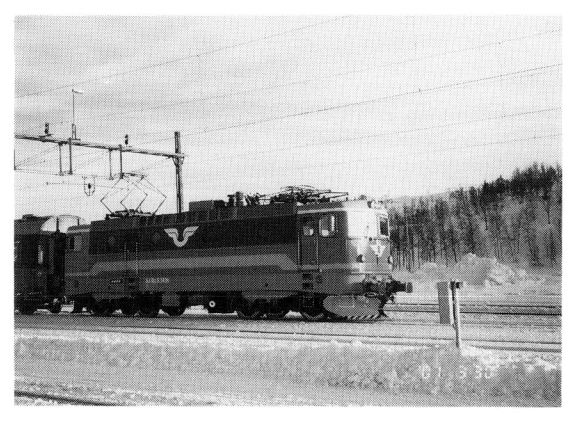

13-1　ウプサラートロンハイム連絡列車

間余の長旅であったが、「北欧の雪国」を満喫できた。列車は大きな湖や平原と山裾との間を縫って走っていたが、湖は完全に凍結しており雪で覆われていた。車窓に流れる家々の赤や青色の屋根や雪を被った木々の姿に旅愁を感じた。夜9時過ぎにトロンハイムの駅に付くと、チェン教授が迎えにきておられ、ホテルまで案内してくれた。部屋に入って、しばらくして外へ出ると、空気も凍っていそうな感じがしたので、早々に部屋に戻った。翌日、教授夫妻が迎えに来てくれ、山上にある会場まで車で案内してくれた。山峡に入り、登り坂になった頃から周囲は深い雪に覆われていた。会場は、秀麗な山の麓の2階建てのログハウスで、参加者は周辺のコテージに分宿し、2夜を過ごした。参加者はノルウエーとスエーデンの学者であり、招待者は当方1人で、初日は1時間、2日目は20分程度の講演をした。康成の「雪国」のヒロインは芸者駒子であるが、今回はスエーデンから来られた若い女性学者がユニークな研究成果を発表され、ヒロインとなっていた。当方の発表も無事済み、学会も終了したので町に戻った。

　ホテルの近くに3階建ての立派な建物があり、壁には大きな字で薬局と書かれていた。この国では蛇の絵が薬局のマークのようであった。中に入り、薬剤師に面会した。女性の薬剤師で、以前ウプサラで面談した女性のような落ちついた方で、少時薬局事情をお聞きした。1813年から同地で開業しており、所有者は世襲ではないとかであった。そのお店は薬剤師3人とあとはテ

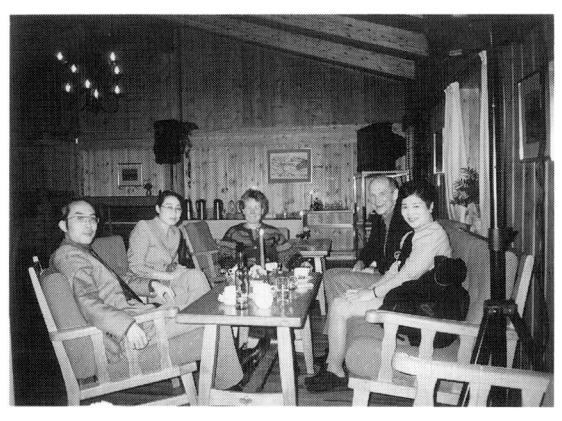

13-2　チェン博士夫妻（左端）

クニシャンであった。国に所属する薬局（モノポリ）が1つと，約100の薬局は私設であり，目下チェーン店化が急速に進んでいるとかであった。したがって，ノルウエーでは薬剤師の需要が増加しているが，薬剤師の定年は67歳とかであった。薬局の中央には，6～7段からなる回転式の薬物棚があり，約500の薬物が置かれていた。テクニシャンが手元のボタンを押すと，必要な薬物が回ってきて，すぐ取れるようになっていた。この方式はわが国では見たことがない。米国では，ロボットが発達しているが，ここではセミロボット化ですねというと，その通りと笑って答えられた。オスロー大学の薬学部を卒業されたとかであった。

　教授の所属するトロンハイム大学医学部にも寄り，共同研究の打ち合わせをし，超近代的な研究所にも案内して頂いた。その直ぐ隣の大きな建物の壁には薬局と大書してあり，病院の建物とは別棟の建物であった。ウイーンの薬局も立派であったが，この国では，薬局が少し威張ってというか，自信を持ってと言うか，胸を張って堂々と仕事をしているような感じがした。あいにく日曜日で締まっていた。帰国の途についたが，飛行機の接続の都合から途中オスローに寄った。

　オスローの空港前のホテルにチェックインすると取りあえず，オスロー大学薬学部に電話を入れた。事務室からある研究室に回されたが，教授は目下会議中で，予約がないと面会は無理といわれた。折角だから，大学の外観でも見ることが出来ればと思い，大まかな所在地をお聞きした。ホテルのすぐ横から出ている電車で中央駅まで出掛け，そこからタクシーに乗った。降りた地点から薬学部までは結構距離があり，途中で何度も道を聞きながら訪ねた。電話では3時半に研究室は閉まると言われたので，少し焦りながら歩き，薬学部に到着した。正面玄関の扉を押して中に入ると守衛さんがおられたので，教員の紹介を依頼した。同じ階の奥にある部屋の前まで案内して頂いた。丁度その時，その部屋の教授が出てこられ，鍵をかけておられた。筆者が日本の薬科大学の教師で，少しお話出来ればとお願いすると，閉めたばかりの扉を開けられ，中へと招かれた。筆者とほぼ同年くらいの穏やかな教授で，終始笑顔を浮かべられていた。ラスムッセン教授のご専門は薬物分析学とかであり，筆者の専門が薬理学と知ると，同僚のジョハンセン教授（薬理学担当）に電話を掛けられた。数分後には，教授が来られ，以後1時間あまりノ

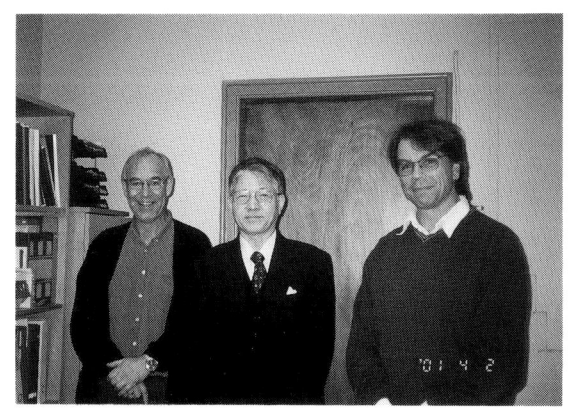

13-3 オスロー大学薬学部ラスムスセン教授(左),
　　　ヨハンセン教授（右）

ルウエーの薬学教育などをお聞きした。お二人とも日本には来られたことはなく，以前短期間ではあるが，日本から研究生が来たことがあると分析の教授はいわれた。

　会談の要点を述べると，オスロー大学は国立で，薬学部（Institute of Pharmacy）の現在の建物は1932年に完成して以来使用している。薬学部としての歴史はお二人ともよくわからないといわれた。学生数は，1学年63人が定員とかであった。念のために志願者数を聞いたら，1,000人以上とかであった。今まで訪ねた国では最高の倍率であった。大学自身の入学試験はなく，受験生の高校時代の成績で上位から採るようであった。63人の入学者のなかで約10％，つまり5〜6人程度，は医学部に再受験するとかであった。とすると実質は約50人余が1学年であり，その内約8割が女子学生とかであった。5年制であった。大学院への進学は1学年20人程度とかであり，給料（ティーチングアシスタント？）を貰いながらでは6年，無給で研究一本だと3年で博士号を取得できるとか。わが国のように，卒業実習のため学部学生が各研究室に所属することはなかった。薬理の実習も，動物実験とパソコンでのシミュレーションの半々とかであった。国家試験はなく，薬学部を卒業と同時に全員薬剤師の免許を与えられる制度であった。将来，わが国でも薬剤師の免許は各薬大なり，薬学部で必要な単位を取得次第，自動的に免許

を授与するという制度にはならないだろうか。もっとも各大学ともかなり慎重に免許を交付すると思うが。

　思いがけないことに，各学年にベトナム人学生が約10人在籍しているとかであった。一瞬，植民地関係？　と思った。ベトナムが以前フランスの統治下にあったことは知っていたが，ノルウエーとの関係は知らなかった。しかし，植民地ではなく，ベトナム戦争の結果だった。1975年，サイゴンが陥落し，沢山の人々が国を離れ，世界各地に散った。そのボートピープルと呼ばれた人々の一部がノルウエーに移住しているとは初耳であった。もっとも，ノルウエーはノーベル平和賞を選ぶ国でもあり，難民の移住を認める事に対し大きな反対意見はなかったのであろう。免許を取得後，ベトナムに帰国する可能性をお聞きしたが，故国には帰らないであろうとのことであった。今ノルウエーの経済は絶好調で，世界的にも富裕な国だと現地で聞いていた。漁業と，海底油田と，石油化学と重工業の発展によるとかであった。漁業に関しては，日本はお得意さんで，鮭，たらなどの魚類が貨物専用の飛行機で大量に輸出されているとかであった。ベトナム人学生は猛勉強するし，また両親がそう指導しているようだ。パキスタンからも沢山の人が移住してきているが，彼らは薬学部にはこないと言われた。

　あのベトナム戦争のさなか，「安全への逃避」と題された川の中の親子や，裸で道を走る少女たちの写真（ピュリッツアー賞受賞）が報道され世界を震撼させた。ノルウエーといえば，不安の画家ムンクの＜叫び＞が有名だ。耳を押さえた男の叫びと，爆撃に追われ泣き叫びながら必死で走る少女の姿が重なった。あの子が10歳くらいだったとすると，現在35〜40歳前後であろう。ひょっとしたら，あの子かあるいは幼児に戦争体験をした子供たち，またはその縁者たちが，この薬学部で薬を学び，現在薬剤師として働いているのかもしれない。オーストラリアのある薬学部では，学生の約半数が中国人であったのを思い出す。オスローでベトナム戦争を思い出すとは夢にも思わなかったし，人の運命はまったく不思議であると思った。

　ノルウエーの他の薬学部についてもお聞きしたが，北部のトロムザにも数年前に薬学部ができ，1学年40人くらいが入学しているとかであった。この2校併せて，国全体では100人程度の薬剤師が教育され，社会に出ていることになる。ここでも，目下薬剤師の不足と，増員の計画が立てられている

とお聞きした。「問題は，政府の対応ですよ」といわれた。政府の対応とは少し大げさではないかと思い，単に少し学生数を増やすだけではないかとお聞きした。お二人は，教室，実習室などが63人用に設計されており，現状では増員は不可といわれた。学生数の増加となればまず建物を建て替える必要があり，また教授は現在15人（女性教授は5人）で，この数も当然増加しなければならず，かなりの経費が掛かるといわれた。薬剤師不足のため，給料は上昇の一方であり，かなりの高級が支払われているといわれた。日本の現状によく似ていると思った。

　教員の構成をお聞きしたら，ここノルウエーでは今まで薬学部は本学しかなかったから，教授は全員卒業生であるといわれた。学生の就職状況であるが，ほぼ半数は薬剤師になるが，残りは行政と製薬企業に就職する。ノルウエーの企業も最近は活発で，新薬を出して注目されているので，就職を希望する学生も増えているとかであった。
　北欧一国とはいえ，スエーデンの製薬企業に就職する者はいないようであった。学者の交流は盛んなようだが，薬学部の学生の就職に関する往来はなさそうであった。筆者の大学の定員は360人というと，驚いておられた。長居は拙いと思って失礼したが，「もっと時間があれば，内部など見てもらえたのに残念ですね」といわれ，玄関まで見送って頂いた。せめて講義室は拝見したかった。
　今回の旅でも，タヒチやハワイのような暑い国と同じく，ノルウエーのような極寒の国でも，薬剤師が社会の一角にあって誠実に，そして堂々とその本分を発揮している事がよくわかった。やがて，あの白銀の世界も緑の森となり，今度は白夜となる事であろう。帰国後，その会見の時に撮影した写真を送ったら，オスロー大学薬学部と貴学で国際交流をしないかとの提案を頂いた。同僚に相談したが，ノルウエーは遠いとのことで，この申し出は，残念ながら取りさげにした。

## 14. コカコーラの故郷

　最近，スタンリー著（日本経済新聞社）のベストセラー「なぜ，この人たちは金持ちになったのか」を読んだ。著者はニューヨーク州立大学のマーケティング学部の教授で，長年に亘り米国の富豪（ミリオネアー）の成功への経緯，資産の運用，私生活での信条などをアンケートや面談で解析している。その中に，自動車メーカーのクライスラー社の副社長の例が取り上げられ，彼の成功は両親の影響で「公平で正直」と3年間の「海兵隊生活」に基づくと書かれてあった。前者，すなわち「誠実」こそ，富豪になるための第一条件である事が随所に強調されていた。どこの国，またどんな社会でも同じで，何事に対しても「誠実」でなければ，富豪になるどころか，社会の構成員としても認められないのは当然である。しかし，後者の「海兵隊」であるが，副社長は海兵隊で「規律，リーダーシップ，誠実さ」を学んだと述べている。マリオ・プゾー作「ゴッドファーザー」でも，マフィアの頭目の息子の一人は，一家の仕事を嫌い，大学に入るが，戦争の勃発とともに海兵隊に志願し，戦場で活躍する。その功績を称えられて海軍十字勲章を授与される。家業を嫌った息子だが，結局はドンとなりファミリーを率いることになる。副社長と同じく「私が暗黒街に君臨できる力を得たのは＜誠実；家族とファミリーだけ？＞と＜海兵隊生活＞のお陰です」というのだろうかーと思った。自動車メーカーでもまたマフィアでも「規律とリーダーシップ」はトップの必要不可欠の条件であろう。しかし，国を守る優秀な軍人としての教育と投資も一歩間違えると，社会を脅（おびや）かす裏の世界に強大な力を与えるという皮肉な話ではあるが。

　米国のジョージア州のアトランタで学会があったので参加した。アトランタは2回目で，最初は飛行機の乗り換えで空港におり，少し時間があったので，売店でお土産にTシャツを買った。胸に「Gone with the Wind」とプリントされており，教室の女子学生達が気に入ってしばらく着ていた。今回も，同じTシャツをーと思って探したが，残念ながら町の土産店でも，また空港でも見つからなかった。アトランタ，ジョージア，コカコーラ，CNN放送局などの絵柄ばかりで，あのTシャツも時代の流れに沿ってか，風と共に去り

ぬであった。

　今回の学会は，当方の専門分野では世界最大級で，例年投稿演題の60〜70％しか採択されず，参加者は1万人を超している。筆者の研究室では毎年10演題くらいを送っている。過去25年演題を送り続けているが，受理されても全部ポスター発表であった。しかし，今回は約6,000題以上の応募抄録の中から，50題が優秀論文として選ばれ，プレナリー（総会の意）発表の機会が与えられた。日本からは2題が選ばれ，なんと筆者の研究室の抄録がその1題に入っていた。教室員の努力に改めて感服しながらスライドを新調して出掛けた。

　ホテルに入り，会場で参加登録を済ませた夜，ホテル近くのスーパーマーケットに出掛けると，一隅にドラッグストアがあった。若い男性の薬剤師さんがおられたのでしばらく話をした。2人の薬剤師さんが交代で勤務されている薬局で，その薬剤師（マイク氏）はペンシルバニア州のテンプル大学の卒業生であった。
　すこし詳しく経歴をお聞きした。興味深いことに，薬剤師になる動機は海兵隊時代（4年間勤務）に衛生部で，調剤テクニシャンとして勤務された経験によるとかであった。がっちりした体格の薬剤師さんで，海兵隊出身といわれて納得した。軍務の間，薬に興味を持ち，除隊後薬学教育（Prepharmacy School 2年，Pharmacy School 3年）を受けたと言われた。薬局もよい仕事ではあるが，今後は，政府のCDC（Central Disease Control）に就職し，ジョージア大学でPh.D.の学位を取り，以後行政関係で働く予定と，淡々と話された。CDCはインターネットでの公募をみてから応募したといわれ，まさにIT時代であると改めて感心した。現在の給料は年俸7.5万ドルであり，薬局は朝9時から夜9時まで開業しているが，勤務時間は週40時間で，薬局の近くの棚においてあるかなりの数のOTC薬品はスーパーが管理しているが，お客さんから問い合わせがあれば，助言するといわれた。処方せんは10分くらいで交付できるし，相談料（Talking fee）は貰っているとかであった。薬局の脇には血圧測定器があり，各人が測定後，薬剤師が値をみて適切にアドバイスを与えるようであった。筆者も血圧を測定したが，実に簡単な装置であった。なお，卒業したテンプル大学では1学年200人の学生がいるが，約40人が途中で退学するとかであった。

14. コカコーラの故郷

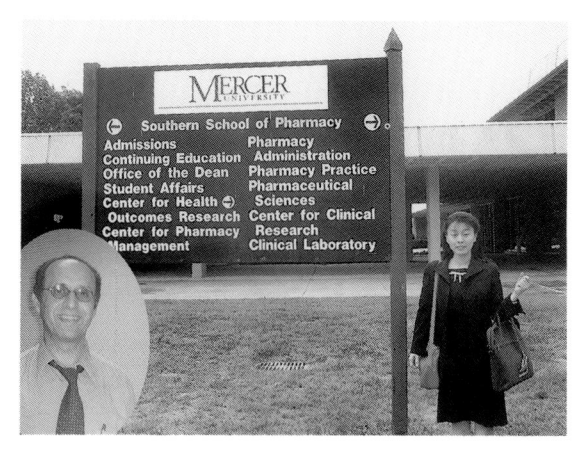

14-1　マーサー大学ファリス教授（左端）

　今回は学会に出掛ける前に，アトランタ周辺にある薬科大学をインターネットで検索し，ジョージア州立大学と私立マーサー（Mercer）薬科大学（旧南部薬科大学，1903年開学）の2校があることはわかっていた。マイク氏との会話で，州立大学はここから遠いが，私立大学はすぐ近くで，学費が非常に高い学校であるといわれた。しかし，円に換算するとわが国の薬大の平均学費と同じくらいであった。折角の機会だから，当方の講演が午前中に終わったので，午後その薬大を訪ねることにした。電話で，訪問の希望を伝えると，当方の履歴書をファクスで至急送って欲しいとの事であった。面会を断られてはと思い，名刺を張り付けて専門分野と，学会の理事をしているとすこし格好を付けて返事を出した。折り返しファクスが届き，訪問はOKで，生物系の主任教授が待っていることと，教授室のある建物の番号が書いてあった。

　電車で少し郊外にある駅まで乗り，タクシーで大学に向かった。見事に舗装された道の周りには，緑の木々が並び，Very expensive schoolというMike氏の言葉が次第に実感し始めた。子供のころ，バーネット作「小公子」を読んだ時，主人公が英国の祖父の大邸宅に招かれ，邸内を馬車で走っている時のシーンが思わず甦るくらいの自然環境であった。

大学の正門前で降り，指定されていた教授室の建物に向かった。大学の本部事務所を中心に，幾つかの建物があり，広大な敷地の周辺は緑の木々で何処かの大富豪の庭園といった趣であった。いずれの建物も1階か2階建てで，まさに「瀟洒」という言葉がピッタリであった。このくらい環境のよい大学で学ぶことが出来るのならば学費は高くても当然か，と納得した。

　金曜日の午後であったためか，ごく僅かの学生の姿が見られただけで，わが校のように，構内でも研究室でも沢山の学生の姿は見られなかった。後でお聞きしたことだが，1学年130人で，1～5年生全部で650人程度なので，広いキャンパスでは纏まっては会えなかったのかもしれない。塵一つないきれいな廊下の壁には，各学年の学生の写真と名前を書いた額があり，在校生の顔が一目瞭然となっていた。ある学年の男女を数えたら，130人中男子が36人ほどいた。ここでも女子学生が多いようであった。

　教授室を訪ねると，ファリス教授が待っておられた。非常に気さくなお人柄で，1時間くらいお話ができた。まず，当方の大学の英文案内書を渡して簡単に本学を紹介した。お返しに頂いた大学案内書やシラバスは簡単で，写真も絵も付いてなかった。おそらくインターネットのホームページには詳しく掲載されているからであろう。以下対談の要点を述べる。

　本学は薬剤師教育が主目的であり，学生の80％は卒業とともに薬局の薬剤師となる。残りは，病院，企業，あるいは少数ではあるが大学院に進学する。したがって，研究はほとんどしていない。もちろん，教授陣は研究の大事さと，また新薬の創製などにはもっと力を注ぎたいが，薬剤師教育が最優先という経営陣の方針に従っているとのことであった。ジョージア州の薬科大学では，薬局での実習経験が大事で，在学中に900時間（週26時間）の実習が必要であった。単科大学であり，付属病院はなく，学生は周辺の薬局，病院に研修に出掛けている。製薬企業の実習も可で，夏休みを利用して実施されているとかであった。薬理学を専門に教育する教授はおられずに，5人くらいの教授が各自分担して，生物系全般を講義されておられた。薬理の実習は，20年くらい前から動物実験は一切なく，ビデオとOHPでの説明のみとかであった。動物実験は研究室レベルだけで，その生物系では大学院生は7人程度であった。学生の卒業実習はないとのことであった。テンプル大学での事例から，この大学での中途退学者の数をお聞きしたが，ほとんどいないとかであった。

薬剤師の給料（年俸）についてお聞きしたが，薬局では7.4万ドル，病院では6万ドル，テクニシャンは5～6／時間ドルとかであった。テクニシャンも週40時間就業するとして，2,000～2,400ドルで，年俸では約2.4～2.9万ドルとなる。病院薬剤師の給料が薬局より安いのは日本と同じであるが，あのロングビーチのベテランの病院薬剤師さんの給料も，安いのであろうか？あの豊富な経験と知識が報われていないとは考えられないが。

　研究室も見せて頂いたが，生物系は全部で4～5部屋くらいで，研究設備もごく僅かであり，また院生の姿もほとんど見られなかった。Ph.D.取得を希望するものが少ないと少しこぼされていた。理由は，卒業後の高い給料にあるようであった。米国の薬剤師さんの数もお聞きしたが，「不足は事実であり，また過去10年間に全米で4校くらいが新規に開学している。しかし，本学では増員の計画はなく，私個人の考えでは増やす必要はないのでは」との返事であった。薬剤師試験は99.8％の合格率で，ほぼ全員が合格するとかであった。

　なお，この大学ではPrepharmacy Schoolは併設されてなく，他大学で単位を取得した人が入学試験を受験するとかであった。130人に対して約1,000人が受験するとかであり，ここでも結構高い倍率であった。ハワイでの研修会で南カリフォルニア大学薬学部の臨床薬学の講義を聴き，またミシガン大学での臨床薬学のカリキュラムなどを読むと，米国大学全部が臨床薬学に重点を置いているような気がしていたが，専ら薬局の薬剤師を育成している大学があるのには少し驚いた。学生はほぼアトランタ周辺に住む家庭からのようで，自宅通学者が大半とかであった。

　話が済んだ後，教授が駅まで車で送ってくれたが，大学の近くには学生用のアパートは無いといわれた。

　スタンリーの著書は最近の発行なので，最新情報と思うが，米国の平均収入は4万ドルであり，10万ドルの収入者は人口の約7％と書いてあった。薬科大学を卒業後2～3年後の上記のアトランタの薬剤師で，7.5万ドルくらいとすると，米国の平均収入の約2倍近い所得である。カリフォルニアでは10万ドルの給料を貰っている人は，卒業後ただちにこの7％のクラスに入ることになる。学費が年約1.5万ドルとすると，薬剤師の免許を取得するまで薬科大学だけで，7.5万ドルの経費が掛かる。とすれば，勤務開始1～2年後に

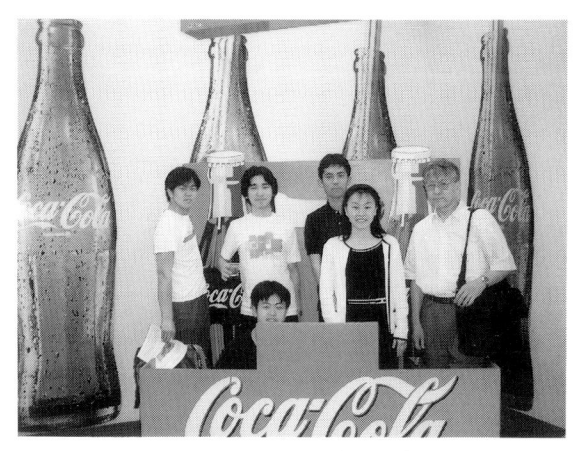

14-2　コカコーラ本社をたずねて

は，薬科大学に支払った学費は全部回収できることになる。免許を取ったら直ちに就職したくなる理由であろう。

　筆者が薬理学でコカインの項目を講義するときは，まず最初にコカコーラの由来を話す。コカコーラは1886年アトランタ在住の薬剤師ペンバートン（1831-1887）が工夫したソフトドリンクであり，開発当初はまさしくコカインが入っていた。しかし，コカインの毒性を懸念した政府が，1903年にコカコーラからコカインの除去を決めたので，コカイン抜き飲み物になった。
　以後あの独特の風味で100年余，世界各国で沢山の人の喉を潤しているようだ。日本には大正時代に明治屋が少量輸入したが，売れなかったとある。現在は，米国ではコカの葉から医療用のコカインを抽出後の残留物を政府機関経由で払い下げて貰い，コカコーラの原料として使用しているようだ。ペンバートンも大富豪になったようだが，彼も海兵隊に入った経験はあるのだろうか。

　ともあれ，あの「海兵隊経験」の薬剤師マイクも，会話の中から職務に誠実に勤務されているのが実感された。近い将来Ph.D.の学位を取得され，身に付けられた「規律，リーダーシップ，誠実さ」を発揮して，薬局のチェーン店でも開かれれば大富豪になるかもしれないし，また薬事行政の分野で大活躍されるかもしれない。

14. コカコーラの故郷

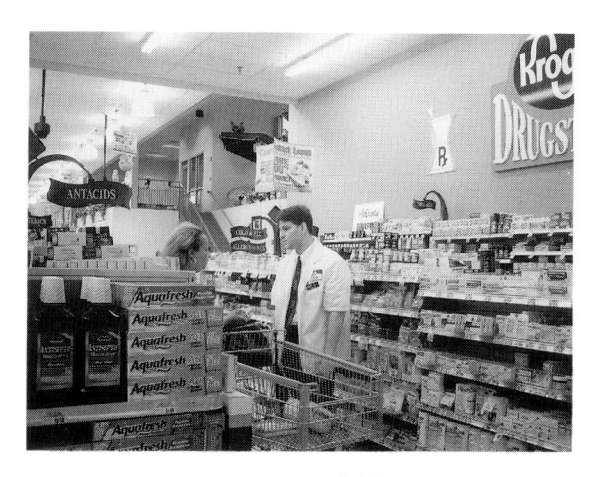

14-3 マイク薬剤師

　今年も米国の世論調査の結果，尊敬される職業は，看護師の第1位に次いで，第2位に薬剤師が選ばれていた。わが国では第4位に選ばれている。どの国でも，薬剤師が「誠実」にその任務を果たしていることの証明であろう。

## 15. エルサレムからメルボルンへ

　新聞報道では，ヨルダン川西岸でパレスチナの幹部数人が銃撃されたとあった。最近のテロ活動に対するイスラエル軍の報復のようであった。今から15年前のことであるが，イスラエルで国際学会が開催され，職員，院生と一緒に参加した。当時も，パレスチナとの関係は良好とは言えない情勢であったが，親しくしている学会のラケミルビッチ会長（ハダッシュ大学医学部内科教授）から，学会の準備は万全との連絡を受けたので出かけた。空港の税関でスーツケースの内容が徹底的に検査されたが，学会参加という理由で許可が出た。

　宿舎のヒルトンホテルは豪華であったが，学会は大学医学部構内で実施された。会長の言葉通り，明るい陽射しの中，会は順調に進行し，屋外でのポスター発表も和気藹々と進んだ。

　もっとも一歩旧市内に入ると，少し高い城壁には，銃と双眼鏡を持った兵士が至る所に見られた。鋭い監視体制が敷かれており，町中でも装備した兵士の姿とすれ違った。シェパードを連れた警察官が街角ごとにいる国も怖いが，一般市民の住む町で，重装備した兵士たちの姿が見られるのも異様に感じた。平和の国日本から来ると，まるで「コンバット」の世界に紛れ込んだような気がした。

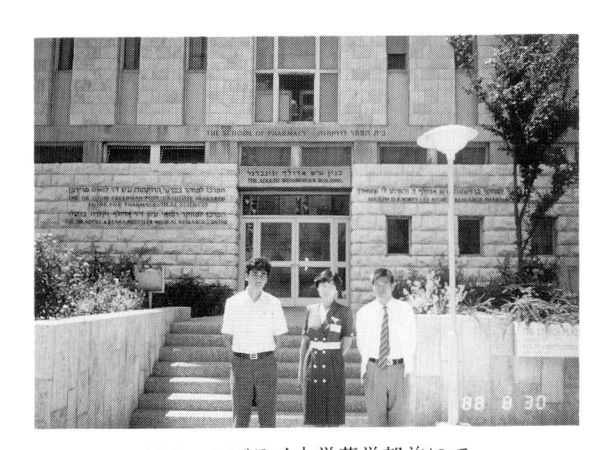

15-1　ヘブライ大学薬学部前にて

折角の機会だから，薬学部も見学と思って会長にお願いすると，直ちに連絡がとられ，お昼休みの時間に面会が了とされた。ヘブライ大学薬学部の建物は会場のすぐ横にあり，5，6階だての少し古い建物の一棟で，内部に入ると，わが国の薬学部と同じような匂い（有機溶媒？）がほんのりと流れていた。紹介されたのは衛生化学系の教授で，女性であった。
　イスラエルで唯一の薬学部（4年制）で，学生数は1学年約80人であった（学生総数は300人，男女比はほぼ同等）。国立大学のせいか学費は不要で，競争率は10倍を超していると説明された。
　国でただ一つの薬系大学で，入試の難易度が高いとなると，この国で薬剤師の資格を得るのは一寸大変だなと思った。4年制大学ではあるが，全課程の終了後，6〜12ヵ月の実習（研修）が義務付けられていて，研修後に薬剤師免許が交付されるようであった。研修は最初3ヵ月が地域の薬局，その後の3ヵ月は病院または製薬企業で行う。卒業生は薬剤師として，町の薬局，病院勤務が主であるとお聞きした。企業での研修であるが，ハンガリーと同じく，製剤技術（注射製剤の作製など）の習得であろうか。イスラエルの人口は550万余であるが，1学年80人程度で，1国の薬剤師の数が充足されるのかと思うと少数精鋭主義を選んでいるのだろう。人口が違うとはいえ，46の薬系大学があり，年間約8,000人の薬剤師が誕生するわが国は異様な感じを受けるかもしれない。日本薬剤師会から提供頂いた，IPSFのイスラエルの薬学篇を見ると，講義数の多い科目として，1学年では有機化学，2学年では生理学，3学年では生化学，薬理学，分析学であり，4学年ではDisease Processesであった。この英語の和訳として，「薬物治療学」が妥当か否か不明であるが，この講義数が圧倒的に多いのは，医療薬学に重点が置かれているようだ。

　学会の合間に，他の参加者と一緒に観光バスに乗り近郊を散策した。キリストの降誕地で有名なベツレヘムの町を歩いていると，薬局があったので中に入り，薬剤師さんと話をした。奥には，アラビアンナイトにでも出てこられそうな，濃い髭を生やし，でっぷりと肥えられた薬剤師が座っておられた。受付の若い女性はテクニシャンかと思ったが薬剤師で，大学はヘブライではなく，ヨルダン大学薬学部を卒業し，母国では職がないので，今しばらくこの国で仕事をしているとかであった。地続きの隣国なので，薬学部の教育も

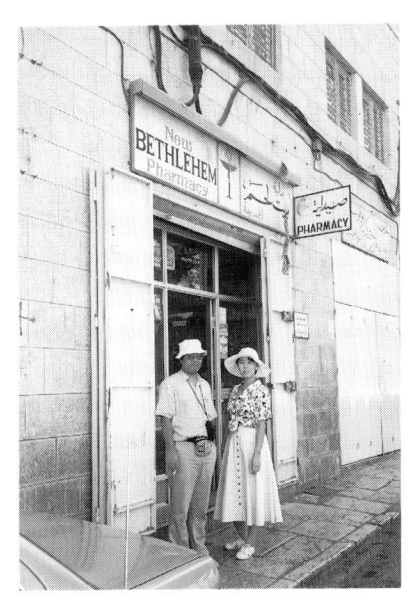

15-2　ベツレヘムの薬局にて

同じで，薬剤師の免許の使用も両国ではある程度は自由なのかもしれない。しかし，ヘブライ大学の規定集には，免許取得前の実習は他国では不可と書いてある。これは，イスラエルで薬剤師になるためには，研修は自国で実施することが必要条件のようであった。

　つい先日，ヨルダン大学薬学部のサレム教授が本学を訪問された。筆者が目下大学の広報委員なので，大学の歴史，設備，研究内容の一部などをスライドでご紹介した。その後での懇談会で，以下のようなことをお聞きした。ヨルダン大学薬学部は設立後まだ20年余で，歴史はないが大学病院との連携が密で，薬剤師教育は万全であると強調された。製薬企業はあるが，学生の就職は主として病院薬剤師か薬局とかであった。一番興味を引かれた話題は，ヨルダン大学薬学部では入学試験の時，試験成績の上位合格者は学費無料であるが，不合格者でも学費を納入すると入学可能とかであった。また，ヨルダン以外の海外からの学生も有料で受け入れているようだ。この制度はParallel Programと呼ばれているようだ。

　以前，ポーランドの大学を訪問した時，医学部，薬学部ともにこの制度が

確立されていると聞いて驚いた。あまり世間には公表できないような制度に思えたので，当方も文章にするのは躊躇したが，ヨルダン大学の関係者もこの有料による入学制度を説明された。説明されている教授のお顔には，制度に関して微塵も疑いも浮かんでいないようであった。試験の成績が悪くても，どうしても入学して薬学を修得したい者には，有料でも機会を与え，それを希望するかしないかは受験生に任せる。拙いことでもありますか？　という感じであった。この制度は，ヨーロッパではすでに市民権を得ているような気がした。言うまでもなく，この有料制度で大学は利益を上げているし，設備，教員の確保に投資されていることは容易に推定できる。

　わが国でこの制度の取り入れは可能であろうか。定員外は有料となると，現時点では社会的にかなりの問題となると思う。教師として一番心配なのは，正規合格者（学費無料）と，有料入学者とが明確となっている場合，後者の学生の心証を考えると，かなり拙いような気がする。もっとも，ヨルダン大学では，有料とはいえ驚くほど高額ではないので，社会も問題にしていないのかもしれない。ポーランドもまたヨルダンの大学も国立であり，薬学部100人程度の大学なので，あと50人くらいの人数の増加は大学の講義施設，教員の数から，指導可能なのかも知れない。いずれも入学試験での倍率はかなり高いので，有料者でも優秀な学生が入ってくると思われる。
　薬局を出ると，直ぐ前で，5，6人のイスラエルの兵士がワゴン車をとめ，中をかなり細かく検査していた。車の運転手はアラブ系で，そばで憮然と立っていた。兵士の肩にはいずれも銃と小型の無線機があり，本部との連絡のためか，ピーピーと鳴っていた。装備はまさに戦時のようであった。「栄光への脱出」という映画を思い出した。焼けるような陽射しの中，聖地の前の広場を歩いていると，汚れた服を着，真っ黒に日焼けした10〜12歳くらいの女の子が，コーラの缶を数個入れた箱を両手に抱えて，われわれの側に寄ってきた。アイスボックス入りではないので，中のコーラはホットになっているのだろう。手を振って不要といっても付いてくるので，同行者が1本買ったらしばらくそばを離れた。米国で開発されたコーラが，遙かベツレヘムの地まで届いていた。薬剤師ペンバートンがその事をしったら，何というであろうか。
　エルサレムの市内を歩いていると，あちこちに薬局があり，いずれも繁盛しているようであった。どの薬剤師もあの薬学部で勉強したのであろう。新

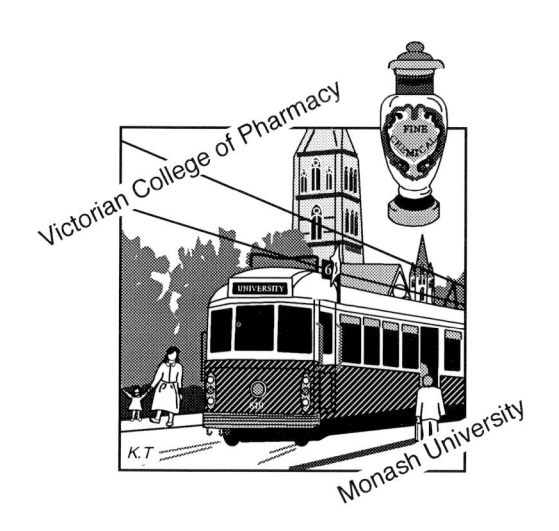

メルボルンの町角にて

聞で，爆弾テロや報復の記事を見るたびに，あの町の薬局の事を思い出す。パレスチナの人々の薬剤師はどこで免許を取得されているのであろうか。入国時と違って，出国の時は，実に簡単で，あっけないくらいであった。

　その学会では，オーストラリヤからの若い参加者が，新しい技術を使用して，見事な実験成果と写真を表示していた。筆者の研究分野でもこの技術は使用したいと思い，発表者の研究室訪問をお願いした。教授に相談してから連絡するとのことであった。帰国後ただちに，オーストラリヤから連絡が入り，技術指導は了承され，また筆者の技術も教えて欲しいので，共同研究の提案が成された。

　次の年，夏休みを利用して，院生一人と一緒に南部に位置するメルボルンを訪ねた。もちろんメルボルンは始めての町であり，着いて2，3日後の印象では，古風というか英国風というか，なんとなく京都のような静かな感じを受けた。オブライエン教授（モナシュ大学医学部消化器外科）とは，文献では名前を知っていただけで，始めてお会いした。

　大学付属の宿舎があり，筆者用にかなり大きな部屋が2週間予約してあった。毎朝，卓上にはパンと，冷蔵庫には，牛乳，卵と，果物が入っており，料理が可能な設備となっていた。教授の好意で全部無料であった。院生には，

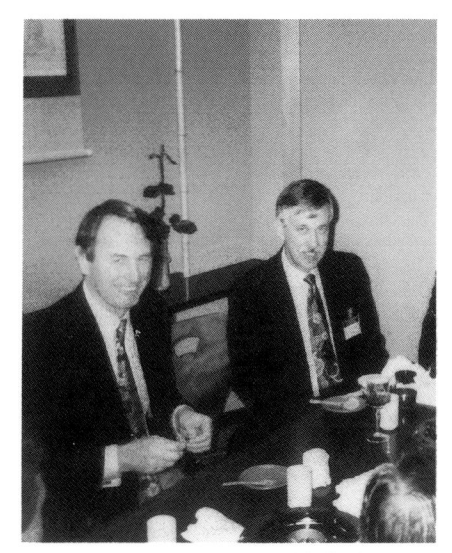

15-3　オブライエン教授（左）
　　　　イオマン教授（右）

すこし小さな部屋が用意されていた。
　日本は真夏であったが，南半球は真冬であり，着いて早々衣類の買い出しに出かけた。ある晩は霰が降ってきたので，コートを買う始末であった。
　大学病院は宿舎の直ぐ近くにあり，教授の研究室は別棟にあった。毎日，研究室に通い，技術を学び，また当方が考案した病態モデルの作製方法を助手とテクニシャンに教示した。
　付属研究所も案内して頂いたが，なんと入り口は二重ロックで，カードの所持者でなければ，入所は不可であった。かりに，最初の扉をハンマーで叩いて割っても，2番目の扉を壊すまでに，警報がなり内部までの進入は不可とかであった。各種の動物が飼育され，また細胞が多数保存されており，動物愛護団体の不意打ちに備えているとか説明されていた。なんとなく平和な国のイメージを持っていたが，現実を知らされ，考えさせられた。再生医学の研究も盛んで，皮膚細胞の培養を見学した。

　このメルボルンにも，薬科大学があることを聞いたので，教授の秘書に頼んで訪問の可否を問い合わせて頂いた。外科の教授の名前を出して頂いた結果，折り返し電話があり，面会が了承され，日時の連絡があった。やはり，

この国でも医学関係者からの一言があると，話はスムースに進むと判った。偶然であろうが，その時訪ねた薬科大学は当時独立した単科大学であったが，現在インターネットで検索すると，このモナシュ大学の一学部になっていた。
　指定された時間に，ビクトリア薬科大学を訪ねた。広々とした敷地内に，すこし古風な建物（2，3階建て）があり，年輩の教授が出てこられ，教授室に案内して頂いた。それからしばらく，オーストラリヤの薬学教育の現状，ビクトリア大学の歴史などを説明された。建学以来，既に150年以上の歳月が過ぎているようであった。英国から独立して50年後くらいに，開設された薬の専門学校のようだった。当時は，まだ麻酔薬もアスピリンも無い時代である。どのような薬物の講義がなされたのであろうか。
　教授の担当は薬剤学のようで，学部学生，院生，卒後教育などについて幅広く説明して頂いた。教授陣の多くは米国に留学し，医療薬学を学び取って来られたせいか，地域薬局よりも病院勤務のほうに重点を置かれて教育に当たられているようであった。単科大学から総合大学になった理由は不明であるが，伝統のある大学なので，単に経営上とは一寸考え難い。多分，モナシュ大学付属病院でのより緊密な臨床実習を期待して合併に踏み切ったのではなかろうか。米国流の医療薬学を指向する限り，付属病院の存在は大きなものであろう。

　会話の後，大学内を案内して頂いた。特に教授が担当されている病歴管理システムの実習室を説明された。コンピューターから，あるモデル患者の薬歴を見せて頂いた。疾患名と服用した多数の薬物名と副作用などが記載されてあった。町の薬局にも寄ったが，その時も薬歴について簡単に打ち出して見せていただいた。教育の成果が実社会でも生きていることがわかった。薬歴管理の実地は当然であろうが，薬歴の読み方などは，大学でしっかり教育を受けているのであろう。8月とはいえ，南半球では学期中であったので，講義中の風景も見せて頂いた。階段教室で，男女半々くらいで，中国系の学生が多かった。
　教授の話では，彼らは白人よりも勤勉でしかも頭脳明晰と言っておられた。オーストラリヤの薬科大学は全部で4校，学生は各校100名前後であると聞いて，その数の少なさに驚いた。「この国には，なぜ製薬会社がないのか？折角薬学部で合成から薬理まで講義しているのになぜ新薬の開発を希望する学生がいないのか？」という点もお聞きした。答えは簡単で「くすりは宗主

国の英国，または欧米から入ってくるし，自国で開発する必要はない，病院薬剤師は社会的重要な職業として認識され，また優遇されている」，であった。

　メルボルン大学医学部内科のイオマン教授とも知り合いであったので，あらかじめ薬科大学への訪問日時を連絡し，その後，教授の研究室を訪問することにしていた。薬大の教授との話と見学が長くなり，玄関ロビーまで戻って来た時，内科の教授はしばらく待っておられたようで恐縮した。その教授も薬大は始めての訪問だったようで，薬大の教授としばらく立ち話をされた。その薬大からメルボルン大学付属病院にも沢山の学生が就職しているとかで，二人の会話は弾んでいた。その後メルボルン大学の教授の研究室に案内して頂いた。スタッフを交えて実験の説明などをして頂いた後，車で宿舎まで送ってもらったが，その時，オーストラリヤでの製薬産業についての話を持ち出した。「薬科大学ではあまり創薬には関心がないようですね」と話をすると，実に興味ある意見が教授の口から出た。

## 16. 南十字星の輝く国で

　「日本という国と国民は，石油も鉄もウラニウムの生産もしないにひとしく，ノーベル賞の受賞者も少ないのに，どうして世界で一，二を争う経済大国になったのだろう。日本人の七不思議の一つだ」，と私は首をひねった。

山田風太郎

　現代日本の教養人の一人と言われた作家山田風太郎氏が亡くなった。「忍法帳」シリーズを始め，「神曲崩壊」などかなりの著書を読んだ一ファンとして氏の逝去は寂しい。某新聞に連載されていた「あと千回の晩飯」もなかなか洒落たエッセイであった。「半身棺桶」の中では，没後は，自製の戒名「風々院風々風々居士」を墓に刻むよう夫人に指示したと書かれてあった。しかし，逝去を伝える新聞記事には丸い天然石にただ「風」とだけ刻んで欲しいとあった。知性もユーモアのセンスも抜群の作家であったと思う。

　さて，前章はメルボルン大学内科のイオマン教授の考えを披露する前に紙面が尽きたので，以下に続ける。
　教授曰く，「これは私個人の感じですが，何しろこの国は天然資源が有り余るくらい豊かなせいか，国民は一般に薬の開発など時間と根気を要する仕事には，全く関心がないようですね。この点に関しては，正直言って日本には脱帽で，常々われわれはお国を見習わねばといけないと思っていますよ。事実，日本との交流を深めるために，最近は日本語を第二外国語としている学校が増えていると聞いていますよ」。
　薬科大学では中国系の人々が多かった事と述べると，「中国からかなりの人がこの国に移民してきていますが，彼らは頭脳明晰で，また実に勤勉ですね。この国の中核となりつつあります」と答えられた。
　ある国際学会の席上，ある新薬の効果や作用機序が説明された。「薬価は高いが，短期間で疾患の治療が可能であり，有用である」ことが強調された。この説明に対し，満員の聴衆の前で，イオマン教授は，「疾患がより早く治療できたとして，高価では医療費がかさむので，好ましくない。出来る限り安価な薬物で治療すべきである」と医療経済の面から説得力のある数字を出

して反論された。
　また長年内科医として，沢山の患者を診察され，病はもちろん，同国人の国民性を習熟されておられる筈なので，製薬産業があまり盛んではない理由の一つに，豊な天然資源説を上げられたのは，一般論として傾聴に値すると思った。前回述べたように，メルボルンの薬科大学の先生の「くすりは英国，または欧米から」説とこの「豊かな天然資源」説の二つが正解なのかもしれないと思った。

　そういわれて，改めてこの国の地理と天然資源を思い出したが，羊毛とか石炭が露天掘りで採取できることを覚えていた程度であった。それから数日後に，この教授の言葉が，なるほどと現実味を帯びて感じられる風景に接することがあった。
　大学での技術習得が一段落した後，観光バスに乗ってメルボルン近郊の海岸に野生のペンギンを見学に出かけた。途中，放牧場の側を通ったが，その広大さには瞠目し，唖然とした。バスが50〜60km/hrくらいの速度で走行しているにも拘わらず，その牧場は延々と続いた。もちろん，柵内には，無数の牛が群を成して放牧されていた。無数と書いたが，少なくとも万の単位と思った。丁度その時は小雨が降っており，柵近くにいた牛を見るとずぶ濡れであった。雨よけのための牛小屋も見あたらず，雨など目じゃないという感じで，牛は黙々と草を食べていた。なんとも壮大な景観であり，感動した。
　イオマン教授の話の天然資源には牧畜業もあり，当然ながらバターなど酪農業，マトンなどが含まれていたであろう。安くて美味しい牛肉が大量に輸入される国の一つがオーストラリアであったことが実感できた。最近知ったことであるが，オーストラリアの牛は狂牛病にも罹患してなく，安心して食肉に供されているようだ。羊毛も全世界の約8割がオーストラリア産とかである。

　数年後，シドニーの近郊のブルー・マウンテンという山中のリゾート地で，国際シンポジウムが開催され，招待された。胃プロトンポンプの発見者である米国のフォルテ教授主催で，教授の高弟の漆谷　徹博士（当時東大薬学部助教授，現国立衛生試験所室長）が事務長をされ，東大薬学部の院生がお手伝いをしていた。日本では連日30度を越す猛暑とであったが，南半球は真冬で，また会場が山間部であったあったため，寒さは厳しく，風も強く，一

歩室外にでると身が縮む思いであった。夜戸外に出て空を仰ぐと真上に見事な南十字星（サザンクロス）が輝いていた。

　会の終了後，シドニーの町で，散歩がてら買い物をした。大きなショッピングモールを歩いていると，カシミヤ製のカーデガンやセーターを売っている高級そうな服飾店があった。購入は無理と思いながらも，中に入って値段やサイズなどをお聞きした。当然オーストラリア製であろうと思って確認すると，そのお店の商品全部中国製と云われた。原料の羊毛はこのオーストラリアであるが，中国に輸出し，加工した物を再輸入していると云われた。この国では製造できないのかとお聞きすると，来年には加工工場が稼働し始める予定なので，メイド・イン・オーストラリアのタグの付いたカシミヤ製品が出る筈だといわれた。

　農業，鉱業に依存する一次産業，そして加工する二次産業も徐徐に発展のようであった。この国では時計とか，薬とかは作らないのかと聞くと，「ノー。それは外国から買うから問題ない」と素っ気なくいわれた。生地がカシミヤであり，着心地がよく，色彩，サイズが合えば，どの国の製品でもいいような気がする。しかし，ことお土産となると，その国のマークの入った製品が欲しいのは筆者だけではないだろう。そうでなければ，海外に出掛け，そこの特産品をお土産として友人などに渡すとき，お互いに違和感を覚えるような気がする。

　以前，スウエーデンで家人に洋服を買おうと思ってデパートに出掛けたが，店員さんから「この国では服類はほとんどフランス製で国産はない」といわれた。理由を聞くと，「デザイン，価格からいっても，また人気からもフランス製品がベスト」であると言われた。

　これから北欧に行った時は，ユーロのお土産です，というべきかも知れない。

　牛や羊などの家畜の他に，石炭が露天掘りで採取できるということは，地底に無尽蔵とも言える鉱脈があるのだろう。また，鉄鉱石，金鉱，ボーキサイト，銅，原油，天然ガスなどの工業資源も豊富のようだ。計り知れない埋蔵量を聞くと，「なるほど，教授がいうようにこれでは製薬産業などは起こらないだろう」と妙に納得した。日夜果てしない努力，根気，そして運に期待しながら薬物を製造する必要など全く感じない国があるのだ。世界は広いと改めて思った。オパールの世界最大の産地としても有名であり，街角の宝石店には大小，色彩実にさまざまな品が陳列してあった。

小松左京の小説「日本沈没」では，日本が海底に沈んだら，国民の一部はオーストラリアへ移住するという筋を思い出したので，改めて本を読み返した。文中，オーストラリアの首相の言葉として－「今世紀のはじめ，この大陸にちょっとしたゴールドラッシュが起こりました。とたんに，東南アジア方面の中国系労働者が，どっと流れ込んできた。私の祖父も父たちも決して，露骨な人種的偏見の持ち主ではなかったと思っています。しかし，考えてみてください。このオーストラリアは，カンガルーとアボリジニしかいない流刑大陸だった。そこへ送り込まれた人たちは，相対的に無限といってもいいスペースのなかで，羊を飼い，牛を飼い，ゆっくりのんびり住める領域を拡大してきた。あのとりわけ騒がしい，せわしない，中国系労働者たちとは，テンポがあわなかったのです」。－白豪主義であった時代の説明であろう。「私たちの国では，"マイペース"にたいする執着がなかなか強いですから」とも書かれていた。マイペースで生活出来るためには，無尽蔵とも言える天然資源が背景があるのは間違いない話であろう。

　シドニーの旧市街，ロックスと言うところを歩いていると，薬局が一軒あったので寄った。年輩の女性の薬剤師とテクニシャンの方がおられた。シドニー大学薬学部を卒業されたとかであった。そこの学生数は，1学年150人で，男女ほぼ同数とかであった。オーストラリア産の薬の有無をお聞きしたら，一寸考えられて，一つ名前を挙げられたが，処方せん薬のようであった。筆者と話しながらもポテトチップを食べ続けられ，またお客さんも待っていたので，アスピリンを一箱買って，すぐ外へ出た。

　今回のシンポジウムの招待者のなかの一人に，南カリフォルニア大学薬学部講師であるオカモト博士がおられた。筆者の専門分野での国際会議では，海外の薬学部所属の学者と同席する事は滅多にないので，さっそく休憩時間にお話をした。日系4世とかで，講演内容のレベルも高く，若手の俊才のようであった。臨床薬学ではトップクラスの薬学部の教員としては，かなり基礎的研究をされているので，略歴をお聞きしたら，出身はカリフォルニア大学バークレイ校で，そこで，Ph.D.を取得後，現在所属する大学の教員として教育，研究に従事しておられていた。
　米国では薬学部に進学する前に，プレファーマシースクール（Prepharmacy school）として2～4年制の大学を卒業する必要がある。この2年制カレッジ

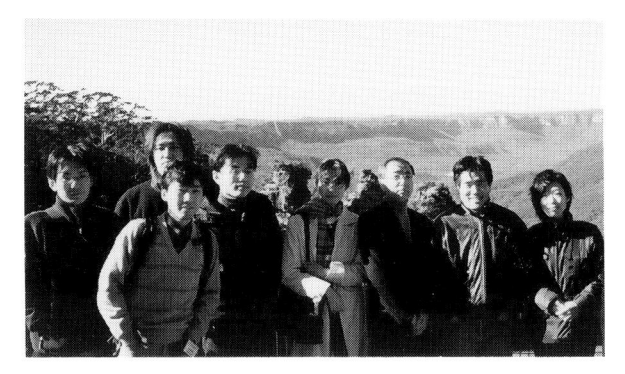

16-1　オカモト博士（右から2人目）と漆谷博士（右から3人目）

の卒業生から薬学部に進学できるので，一般には，米国は2＋4＝6年制といわれているようだ。筆者は今まで，薬学部に進学前の2～4年というバラバラの修業年限の意味がよくわからなかった。オカモト博士の話では，たしかに2年制のコミュニティ・カレッジを卒業しても薬学部には入れるが，3または4年制大学を出た学生に比較すると，入学後の理解度に大きな差がでる。したがって，彼の大学では3～4年制大学の卒業生を優先して入学させていると聞いた。

　薬学会の機関誌ファルマシアに，カリフォルニア大学サンフランシスコ校のドナルド・キシ教授の記事があった。その中で，薬学部に入学する学生の122人中121人は，既に学士，修士，または博士号取得者と書かれていた。つまり，米国でもカリフォルニア大学や，南カリフォルニア大学薬学部に限れば，7年制か9年制となる。単純に考えると，後者の場合，わが国の倍の教育年限となる。さらに卒業後の研修の1～2年を考えると，米国の薬剤師の実力のほどが察せられるし，医師と同じ学歴になっている。同大学では，薬学部に入学する時には，有機化学，生物学の必要単位数に加えて，生化学，生理学の習得も必要になり，薬学部での授業数は減少しているようだ。

　米国の医師が薬剤師をパートナーとして信頼し，尊敬し，その知識を頼りにする理由もこの辺にあるのかも知れない。筆者が大学1～2年で学んだ科目は，英語，ドイツ語，数学，化学，物理，それにやや専門的な有機化学程度であった。3～4年生になると，薬学の専門分野のみ学んだ。当然ながら2年生終了と4年生終了とでは格段の差がある。この教育の差，つまり知識および実験技術の差を付けたままで，米国では薬学部の専門教育が始まる。理

解度に大きな差が出るのは当たり前で，教育する側も困るし，また学生も授業に付いていけなくなるであろう．

　風々風々居士の指摘—ウランも鉄も石油もないわが国が経済大国になった—理由であるが，天然資源に恵まれないことから，ひたすら勤勉に働き，技術を学んで磨き，メイド・イン・ジャパンとタグ付き製品を作って売り，富を蓄えた結果というのが大方の理解であろう．経済大国かもしれないが，オーストラリアの人々の持っている悠々たる"マイペース"で毎日を過ごせるだけの精神的余裕は持っていないような気がする．

　薬学部があるから，そこに創薬の可能性もあるのではいう筆者の疑問など，彼らのマイペースを崩すもので，余計なお世話であり，非礼な質問であったかもしれない．

　しかし，学生に薬理学の講義をする時，躁病の治療薬の炭酸リチウムはメルボルンの精神科の医師ケード博士が発見した事，ペニシリンの実用化に多大な貢献をしたフローリー博士もこの国（アデレード）の出身であることを話している．また，数例のアザラシ児の誕生で，サリドマイドの副作用を迅速に把握したシドニーの産婦人科の院生マクブライトの偉業にも触れている．したがって，カシミヤ製品の自国での製造が開始されるとすれば，これから医薬品の開発も含めて，近い将来工業大国にもなりそうな気もするが．薬科大学でもいずれは，一部の学生の就職も創薬面にシフトするのではなかろうか．

# 17. クイーンズランド大学薬学部

　海外を旅行すると，土地の名前の謂（い）われに興味を持つことがある。たとえば，ハワイだと，ワイキキ，カーナパリなどは，カナカ族の言葉で，「わき水」，「長い浜」を意味する。アメリカだとシカゴ，テキサス，マンハッタンなどアメリカインデアンの言葉で，「野生のニンニクあるいはタマネギのある場所」，「味方・友人」，「丘からなる島」に由来するとか。

　シドニー近郊で開催された国際シンポジウムに参加した時，時間があれば薬科大学を訪問しようと思い，インターネットで調べた。その結果，ブリスベンのクイーンズランド大学に薬学部があることが判った。
　以前，筆者の秘書をして頂いたミセス・キクカワがブリスベン出身で，阪神震災後，ご主人とともに帰国されていた。毎年クリスマスカードで交流は続いており，また彼女のお父君はブリスベンにある大学の教授とお聞きしていた。そこで，お父君を通して，薬学部訪問の可能性を問い合わせた。
　早速，彼女から歓迎の連絡が入り，お父君の親しい友人が薬学部の教授をしておられ，面会の日時の設定と，大学近くのホテルの予約もして頂いた。ホテルの住所はIndoorpoorlyと記されていた。
　後で薬学部の教授にお聞きしたが，この土地の名前はオーストラリアの原

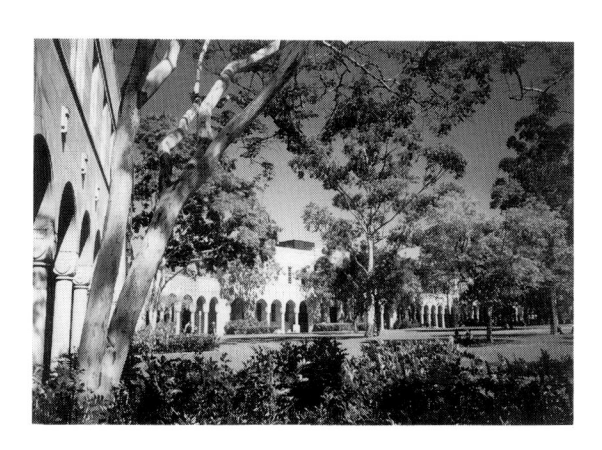

17-1　クイーンズランド大学薬学部

住民アボリジニの人々に由来するようであった。オーストラリアの地名で英語のo（オー）という文字が二字続いたら，つまり-oo-は，アボリジニの人々が住んでいた所か，また関連する言葉とかであった。そう言われて，地図で調べると-oo-のついた地名はかなりあり，物知りになったような気分で嬉しかった。

　たとえばカンガルーであるが，英語ではcangalooで，最後につまり-oo-がついている。また彼らの武器であるブーメランもboomelanと書き，中に-oo-がついている。したがって，この大学の周辺は，以前アボリジニの人々の住居地であったようだ。

　ブリスベンに着いた翌日，薬学部のトリッグス教授みずから車でホテルまで迎えに来られ恐縮した。クイーンズランド大学は総合大学であり，さすがオーストリア，広大なキャンパスを有していた。教授の配慮で，まず，薬学教育のベテランの女性教員3人と会談することができ，教育制度，学生数，入学試験，国家試験（ほぼ全員合格），就職などをお聞きした。入学試験も結構な倍率で，医療薬学が優先的に教育されていた。実習施設も一通り，見学させて頂いたが，外観，内装ともにきれいな薬学部であった。

　今回は，あらかじめ授業参観の希望も伝えてあったので，2時間目の講義を受講することができた。学部3回生への微生物学の講義時間で，教授は90分間パワーポイント（白地に黒字）を使用されて講義された。室内の消灯は

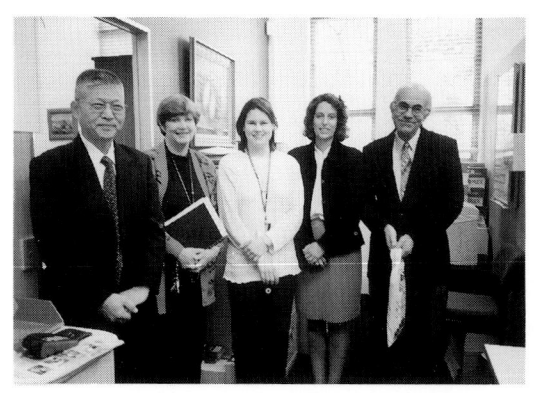

17-2　トリッグス教授（右端）と薬学部教員

なく，黒板の使用は一度もなかった。一番後ろに着席したので，教室内はよく見えたが，学生はほぼ全員（120人）出席しているようであった。帽子を被ったままの男子学生が4人ほど，お喋りをしている男女があちこちにいたが，教授の注意はなかった。2時間目のためか，遅刻する学生は少なかった。8割は女子学生であり，ほとんどの学生の机には，コーヒーの缶やペットボトルが置いてあり，適時飲んでいた。車椅子の学生が通路の真ん中で受講していた。質疑は講義の後でなされていた。

昼食をご馳走して頂いたが，その時の会話で，他の教授もほとんどパワーポイントを使用しているとかであった。

午後は，図書館などを見学し，また医学部の薬理，生理学教室にも出かけた。トリッグス教授の会議時間中は，大学構内の薬局にでかけ，薬剤師と少し話した。その大学の卒業生で，処方薬の封筒を渡すときに貼る，「服用時にはグレープフルーツを食べないように」と書かれた黄色いテープを数枚頂いた。

教授にホテルまで送って頂いたが，教授は来年60歳になるので，退職するとかであった。大学の定年はもっと先だが，これからは人生をエンジョイしたいと笑って言われた。今にして思えば，それなりの夢なり才能なり蓄えがあれば，60歳くらいで方向転換し，新しい人生へのスタートを切るのも悪くないな，と思った。ギリシャのプルタークは名著「英雄伝」を，60歳から書き始めて10年で仕上げたと伝えられている。

ホテルに戻り，芝生に置かれた椅子に座っていると，高いユーカリの樹々の間を微風が吹き抜け，心地よかった。実が落ちていたので拾うとユーカリ油のよい香りがした。

すでに記載したように，筆者は，南カリフォルニア大学薬学部の夏期講習会に5年連続参加し，教授，講師による講義を聴講した。全部パワーポイントでの講義であったが，講習会全体のシラバス（含図表）は開始前に受け取っており，毎回の講義時には手元にあった。その講習会での映写による講義に対する聴講には慣れていたが，最近になって，その形式は，現在の米国の薬学部の教授，講師による講義形式そのものであり，単に夏の講習会だけではないことが判った。今にして思えば，何故あの講義形式を本学の学生への講義にただちに取り入れなかったのか，その迂闊さにはわれながら呆れている。その理由は，多分パワーポイントの使用に慣れていなかったこと，また

筆者自身が学生時代に受けた伝統的な講義形式（ドイツ流）に何の疑問も持たなかったことによると思う。学生時代，有機化学の時間に沢山の人名反応を紹介され，しっかり暗記させられたが，反応を見い出した学者の写真は一枚も紹介されなかった。パーキン反応のパーキンの顔写真を見たのは，数年前のことである。化学反応と同時に，せめて人名反応に名を残す学者の顔写真くらいは，見せて欲しかった。そうすれば，もっと化学反応に親しみを感じたような気がする。

先日，本学に来学された石橋弘行教授（金沢大学薬学部）の大学院生への講義を拝聴したが，専攻分野の有機化学反応をパワーポイントで，実に判りやすく説明されていた。久しぶりに有機化学の講義を聴いたが，研究内容も高度であり，後進への伝達方法も非常に簡潔であったのが，印象に残った。

本学に赴任して以来，講義は専ら教科書を中心に，適宜数枚のプリントと黒板を使用してきた。もちろん板書が主で，教室により2～4面の黒板は全面が真っ白になった。学会では，院生時代からこの数年前まで専らスライド（フィルム）を使用して講演してきたが，講義でスライドを使用するなど全く脳裏になかった。スライドを作製する手間暇，経費を考えると，とても講義までは手がまわらないのが実情であった。

ところが，昨年の春より，講義の時には，関連する色々な図や写真をスキャナーで取り込み，それをパワーポイントに乗せ，講義の時にはスクリーンに大きく映写しながら説明している。教科書の中の図も取り込み，拡大映写し，ポインターで指示しながら，注釈をつけている。この方式では，プリントを用意する必要もなく，黒板相手の激闘（？）もなく，すんなりと講義がすすめられる。ブラインドを下ろして，若干暗くしているが，寝ている学生，私語する学生はほとんどいなかった（もっとも，講義室の壁に「私語厳禁」と黄色ランプが点灯）。楽になった？　とんでもない。該当する薬物の発見の背景，疾患の写真，たとえばバセドー病なら，まず，バセドー博士の写真と経歴，勤務していたダブリンの病院の図，甲状腺肥大した患者の写真または図を集める。この疾患はコッヘルが止血鉗子を考案するまで，致死的疾患であったので，コッヘルの写真，鉗子の写真の紹介，そして各種治療薬の作用機序の説明に，資料の蒐集にほぼまる1週間使用している。今年の前期は，3回生学生に，中枢，循環系，呼吸器系など，薬理学でも重要な薬物の多いところの講義であったので，毎週その用意に，忙殺された。図書館には，ほ

ぽ毎日でかけ，沢山の本を借り出し，スキャナーで取り込んだ。1回の講義に，平均50～60枚のスライドを使用している。一枚の図に，数葉の図や写真を入れているので，原画だけでも100枚以上は取っている。このスライドを約40～50分掛けて説明し，その後は教科書にもどって，普通に解説している。映写だけでの講義には，筆者もまだ自信がない。ただ，医学部などでの一回講義を依頼されたときなどは，映写だけで済ませている。時間があれば，国家試験の問題も数題くらいは解説したいと思っていたが，そこまでの時間はなかった。

一回の講義に関連する資料の多いのに驚くとともに，今までの講義の用意は一体何であったのかと，猛省させられた。現在，ギリシャ，ローマ時代の人物図からヒットラー，マイケル・フォクスに至るまで，漫画から写真集まで広範に読みあさり，必要な写真，図は次々取り込み，パワーポイントに乗せている。

各疾患の写真，病変の組織像などは，講義をしている筆者が見とれるくらい鮮明なカラー写真や図であるので，口頭での説明よりはるかに説得力があると思っている。最初は映写だけであったが，学生の要望で図表が1頁6枚入りのプリントにして講義前に配布している。一回が，4～8頁で400人分のコピーが必要であるが，最近事務室に高性能のコピー機械が導入されたので，わりに簡単に作製できる。今学期が終了すると，薬理学全体で約2,000枚のスライドを持つことになる。

この春京都コンソーシアム（京都の私立大学の単位互換が可能な制度）で，「くすりの発見史」を全部で13回講義したが，これまたパワーポイントで解説した。文系の学生が多いので，約1,000枚のスライドを新調した。合計約3,000枚近くの資料を有している。この資料は，近く全部英文に直して，海外の大学での講義にも使用できればと思っている。今回は，海外の薬学部での講義様式から，映写講義への一部移行をご紹介した。

先日，エジプトのアシュート（Assiut）大学薬学部のモハメッド・アチア教授が来室されたので，教育事情をお聞きした。講義は専らパワーポイントを使用し，黒板を使用することはほとんどないこと，薬理の実習は小動物を使用していること，実習に製薬企業が含まれていることなどを知った。また，3割の学生は企業に就職し，給料は薬剤師としての勤務よりも，遥かに高いと言われた。教授の学位はロシアのモスコー大学で取得されたとかであった。

## 18. 東欧の古都クラコー

　ニコラウス・コペルニクス（1473-1543）は，ポーランドの聖職者であり，医師であり，天文学者であった。有史以来の常識をうち破る「地動説」を唱道し，歴史に名を残した。彼は，聖職を志してクラコー市にあるヤゲロニアン大学に入学，学芸学科で神学や，天文学の講義を聴講した。この大学を卒業後，イタリアのボローニャ大学に編入し，ギリシア哲学，天文学を学んだ。いったん帰国後，再度イタリアに戻ってパドバ大学で神学と医学を学び学位を得た。その後帰国し，医師として勤務し，貧民への施療に当たった。昼間は聖職者，医師として勤務し，夜間は手製の測角器を専用して天体観測し，地動説に自信を深めていったようだ。しかし，時の権威である教会との軋轢を避けるため著書『天球の回転について』の発行は延期し，本が彼の下に届けられたのは臨終の枕辺であったという。以上「日本大百科全書（小学館）」より抜粋，要約。

　大学の知名度は種々の点から評価できるが，一般的に判りやすいのは，その大学からどのような人物が輩出したかであろう。数百年単位の歴史を有しても，これと言って傑出した人が出ていない場合は，なんとなく評価が低い

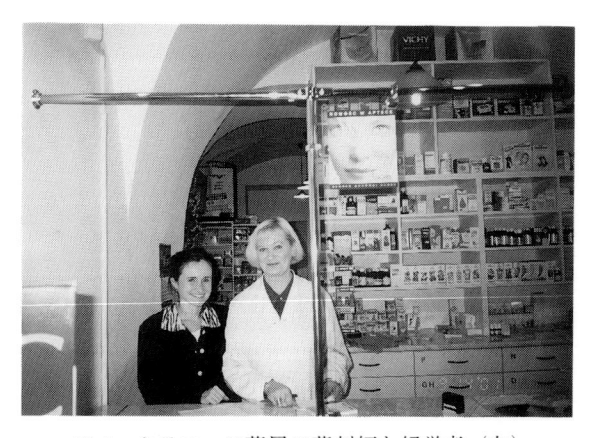

18-1　クラコーの薬局の薬剤師と経営者（左）

ような気がする。

　初めてその大学を訪問したとき，コペルニクスが卒業したと聞いて驚いたものだ。「太陽が地球を回っているのではなく，地球が太陽の周りを回っている」という説は，コロンブスが新大陸を発見したくらいの大発見であり，その発見者がどこの大学を出たかなど，全く脳裏に浮かばなかった。現在のローマ法王もこの大学を卒業され，母校訪問の記事と写真が，大学の案内書に記載されている。

　このヤゲロニアン大学で国際シンポジウムが開催され，招待されたことがある。ポーランドも今回で3度目であり，アムステルダム―ワルシャワ経由で，クラコーに入った。空港には学会の会長のコンチュレック教授が迎えに来られ，小雨の中ホテルまで車で案内して頂いた。夕食をご馳走になった後，一人で市内を見て回った。薬局が開いていたので中に入ったが，あいにく薬剤師とは英語での会話ができなかったが，経営者の若夫人（文学部卒）が通訳してくれた。薬物は高価であり，営業の面では良好であり，薬剤師の給料も高いが，新たに薬局を開設するのは大変とかであった。その薬局も建物の一部を借りておられた。他の薬局も覗いたが，どのお店でもウイーンの薬局のような豪華さは全くなかった。一番興味を持ったのは，患者が処方せんを持って来られても，薬はほとんど箱入りのまま渡されていた。薬包紙やシールに封入した薬物を渡すのを見ることは出来なかった。

　翌日は，教授秘書の娘さんがホテルまで迎えに来てくれ，町を案内してくれた。彼女は，一旦薬学部に進学したが，途中から医学部に転入したとかであった。

　まず，大学付属の薬物博物館を訪ねた。二回目の訪問であるが，今一度中をゆっくり見学した。このクラコーの博物館は家庭的な感じの博物館であった。ルネッサンス時代頃からポーランドで使用された薬物に関する道具，薬草などが集められていた。銅製の巨大な乳鉢と乳棒，薬草の細切器，ガラス容器，打錠器，ワニ，フグ，トカゲなどの剥製，鹿の角，陶器や錫製の薬の保存容器など，実に多数の品が3階の建物に展示されていた。また，ライオン薬局，白い鷹薬局，一匹の蛇がぐるりと輪を描いた薬局の看板などがあった。黒人の像もあり，説明では，昔はアフリカから多くの薬草が入ってきたので，あの像はアフリカ産の薬のある薬局を意味しているとか聞いた。

　アフリカの薬草とはあまり聞いたことはないが，エジプトから何かよく

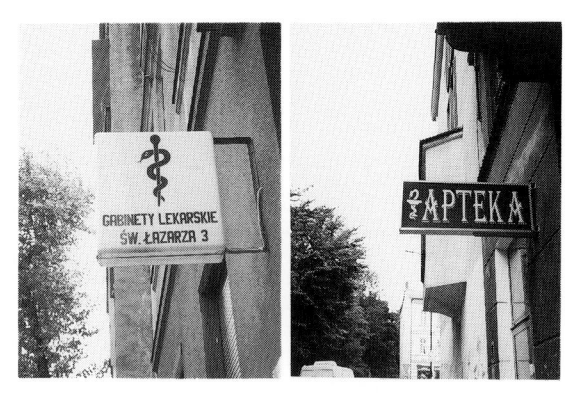

18-2 ポーランドの病院と薬局マーク

すりが東欧に入荷されていたのであろうか。

　ある部屋の窓にはステンドグラスが二枚はめてあり，各グラスの真ん中には，ギリシャ神話で有名な杖と蛇を持ったアスクレピオスと蛇に水を飲ませているヒギナの肖像が描かれていた。見事な色と構図であり，写真を撮ろうとしたが，ステンドグラスの撮影は不可であった。しかし，敢えて写真撮影の許可をお願いしたら，館長が出てこられた。筆者が日本の薬大の教師で，このグラスを学生に見せたいと話すと，すぐ了承された。

　「日本では，薬史学はどの程度講義されているか」と聞かれたので，選択科目で半期くらいが平均ではないかと答えた。薬学部の助教授で薬史学の講義されているようであった。薬草などが展示してある部屋では，乾燥した芥子坊主や朝鮮人参が沢山置かれ，これらの薬草が昔から繁用されていたことが察せられた。また鉱石類もおいてあったが，コペルニクスの処方に金属が含まれているのが納得できた。豪華な薬物箱もあちこちに置かれ，薬物が日常生活にはきわめて貴重品として取り扱われていたことが如実に判る思いがした。

　コンチュレック教授と町を散策中に教えて貰ったが，ヘビと杖印のある建物には医師がいること，ヘビと容器印は薬剤師がいること，つまり薬局があることを意味するようだ。最近知ったことだが，ヘビは脱皮するので，若返りを意味し，回春の象徴として医療界では評価されているようだ。しかし，男性のアスクレピオスは別としても，素敵な女性のヒギナがヘビを巻き付け

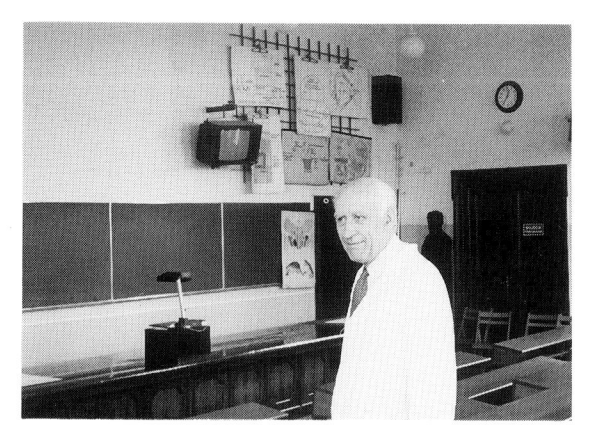

18-3　コンチュレック教授

ているのは異様な気がする。あのヘビは無毒であったのだろうか。
　古来，我が大和民族や琉球諸島の人々は，「おろち」に代表されるようにヘビ（含ハブ）は恐ろしいものと認識してきたようにも思う。多分，農作業時にヘビに咬まれることが往々にあったから，恐怖感の方が先立ったのかもしれない。あのクレオパトラも最後は，ヘビに胸を咬ませて自害しているが，西洋でもヘビは怖いのではなかろうか。

　その後，現在は博物館となっている旧大学本部に案内して頂いた。コペルニクスが卒業証書を授与されたという部屋も残っていた。世界大戦では，ポーランドもかなり破壊されたようだが，この建物は無傷であったとか。古い地球儀とか，天文儀も展示されていた。大学の誇る顔も大きな肖像画として壁に掛けられていた。午後は，バスに乗って少し郊外の観光地に出掛けた。そこは，塩の採掘場の跡地で，トロッコ様の台車で地下深い所に降りた。この地域一帯は，以前海の底で，その後の地殻変動で巨大な岩塩帯となっているとかであった。町へ帰る途中，すこし高台に大きな建物群があり，薬学部であると説明を受けた。

　翌日は朝からシンポジウムが始まり，夕方遅くまで続いた。会場は大学博物館に隣接し，これまたかなり歴史的な建物内にあった。外観とはことなり，内部は重厚な感じがする可成り広い会議室であった。

演壇の下には，季節の花やカボチャや，トウモロコシなどの野菜類が置かれており，まるで豊作に対する感謝祭のような飾りであった。学会もこのくらいのセンスがあると参加者の目も和むと感心したし，会が終了後記念に紅い実のついたトウモロコシを一本頂いて来た。

　夜の懇親会は，古いワインセラーを改良したレストランで開催され，ポーランド製のワインを飲みながら参加者と話をした。その席で，医学部長のポーリック教授から招待者一人ずつにポーランド生理学会の特別メダルが授与された。この大学からはすでに，銅メダルと銀メダルを頂いている。あと金メダルを頂けたら，オリンピック並かと，楽しみにしている。

　筆者の前に，英国のマンチェスター大学医学部の内科医がおられた。医学者として有名な人で，今回は招待されていた。折角の機会なので，英国の薬剤師の評判をお聞きした。「薬剤師とはあまり話をすることはない。彼らはいつも，コストか副作用のことばかり言って，臨床が全然判っていない」と素っ気なく言われた。英国の薬剤師の事を聞いた最初であり，残念な評判であると思った。

　米国の内科の教授が高く評価していた薬剤師の姿は微塵も伺えなかった。とくに，臨床を知らないという言葉には胸を突かれた。彼ら英国の医師は，薬剤師がもっと臨床を知った上で，その職能を果たすことを期待しているようだ。わが国の問題ともかなり似ている国があると改めて感じた。ヨーロッパの薬学は一律に5年制になっている筈だ。英国の薬学もこれから，米国なみに臨床面が充実されるのであろう。医師が期待しているかぎり，その線にそった教育は必要であろう。患者よりも，まず，医療チームの牽引力である医師の尊敬なくして，チームの構成員にはなりえないのではなかろうか。ついでに，「英国では癌の痛み止めには，モルヒネとともに，マリファナも使用しているようですね」と聞くと，「私の病院ではモルヒネを使用している。マリファナは未だ非合法物で，使用しているとすれば，特殊な例ではないか」と言われた。

　懇親会がお開きになると，ポーリック教授にホテルまで送って頂いた。息子さんが運転をされたが，医学部の学生であった。

　昨日，薬学部の建物をみたので，明日見学に出掛けるつもりだと話した。なんと，彼は薬学部の卒業生で薬剤師になってから，医学部に進学したとかであった。その上，明日は日曜日だが，大学に案内すると親切に言われた。ホテルについた時，教授が「明日は息子がちゃんと案内しますから，ご心配

なく」と言われた。翌朝，ホテルまで息子さんが迎えに来てくれ，薬学部まで案内して頂いた。昨夜のうちに，薬学部長に連絡がつき，当方の学内見学の了承を得てあるから，問題はないとのことであった。多分，ポーリック教授が薬学部長に連絡を入れられたのであろう。

　薬学部の門の前に着くと，改めてその偉容に驚いた。建物はヨーロッパ最大規模であるとのことであった。玄関から中に入り，守衛から沢山の鍵を借りて，次々と部屋を開けて，講義室から実習室まで案内してくれた。学部全体が広々としており，廊下はまるでホテルなみの椅子やソファが置いてあった。このポーランドでは，薬学を重要視し，期待し，奨励し，またかなりの額の国家予算を投入しているようだ。入学希望者は多いためかなり難関であり，国立のため合格者の授業料は無料であった。補欠入学も可能であるが，ただし授業料は有料とかであった。

## 19. ヤゲロニアン大学薬学部

　ヘンダーソン・ハッセルバルヒの式で有名なヘンダーソンの事跡について調べていると，「ハーバート大医学部」（ジョン・ランゴーン著，白根美保子訳，三修社）という本が入手できた。ハーバート大学医学部の創立時の歴史，教育方針など，興味ある事柄が記述されていた。現在では世界ではトップクラスの医学部ではあるが，開学当時はたった2名の学生で，教授陣もヨーロッパの大学の卒業者か，留学して最新の医学を研鑽した学者から構成されていたようだ。ヘンダーソンも医学部を卒業後，ただちにドイツのストラスブルグ大学に2年間留学している。開学当時，卒業査定は筆記試験ではなく専ら口頭試問であったようだ。初期の学生はなんと，「物を書くことが出来なかった」のがその理由であったとか。かなりの数の卒業生が出た南北戦争（1861〜1865年）後の時点でも，入学要件は授業料が納められることであり，卒業査定は専ら口頭試問であったようである。

　査定会では，重要科目を担当する9人の教授と，9人の学生が1室で，1対1で向き合い10分間の質疑が行われ，学生が次々と席を交代し，全員の教授の質問を受ける。90分後に試験は終了し，学生は退室する。教授は，各学生に対して表裏白黒のカードのいずれかを上げて合否を決め，5科目以上合格

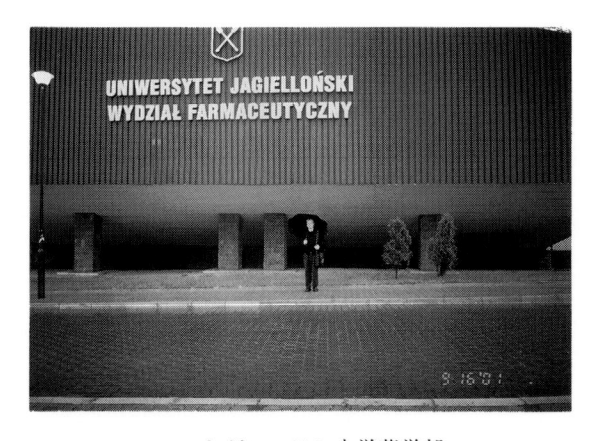

19-1　ヤゲロニアン大学薬学部

すれば卒業が可となり，医学博士の称号を授与される。この制度は19世紀の後半まで続いたようだ。現在でも，この制度が保持されているか否かは不明であるが，医学部の1学年が100〜150人くらいとしても，全部の口頭試問が終了するには，相当な時間が取られるであろう。

さて，前にヤゲロニアン大学の薬学部を訪問したことまで記載した。日曜日で教員も，学生もいなかったが，講義室，実習室，各研究室を一通り見て回った。各研究室はかなりのスペースを取り，内部設備も充実していた。研究棟の各階に談話室がついており，職員や学生が憩える場所もあった。ここでも女子学生が多く，8割以上とかであった。ヨーロッパ全体の傾向であろうが，臨床薬学はまだ進展していないようであった。ポーランドの薬に対する国の方針として，生薬成分から有効な薬物の創製があり，その分野がクローズアップされているとか聞いた。

卒業実習も行うが，市内の大学病院を含めて3つの大きな関連病院か薬局での実習であった。薬学部の直ぐ近くに，ポーランド・アメリカ小児病院があったが，かなり設備の整った有名な病院と説明を受けた。

薬学部は医学部とも，また病院とも隣接してなく，単科大学のような雰囲気であった。この大学の1学年の定員は100人で，当然ながら内申書および筆記試験で合格している。面白いことに，この大学は国立大学であるが，試験の成績が一定基準に達しており，授業料（約＄3,000，年間約40万円？）を支払えば入学が許可される制度となっている。

この制度で，約50人の学生が毎年入学しているとかで，学内には授業料が無料と有料の学生が共存していることになる。

廊下の掲示版でみると，上位100人のほうは午前中に講義を受け，補欠の50人は午後講義があると書いてあった。もちろん，学ぶ内容は，全く同じで卒業後は皆薬剤師となる。

学内を一巡りしている途中，会議室の扉を開いて，中に案内してくれた。ここで，毎年卒業査定会が開催されるとかであった。その制度を聞いて唖然とした。まさにハーバード大学での方式と類似していた。つまり卒業予定者の全員に口頭試問が実施されていた。もっとも，歴史的にはハーバードがヨーロッパの教育方針を見習っているので，本家に口頭試問の制度があっても当然かもしれないが。

さて，合計150人の学生であるが，卒業する時はこの会議室で，学部長以下，卒業実習の担当教授，関連の教授，講師からなる6，7人の教員を相手に，一人ずつ口頭試問を受けなければならない。まず，学生が卒業実験のテーマでの研究成果をOHPで15分程度報告し，その後学部長以下各先生方からの質疑応答を15分程度受ける。たとえば，「炎症反応で重要な働きをするシクロオキシゲナーゼ2の抑制薬について説明せよ」などの質問が出され，一人あたり，約30分間かかるとかであった。驚いたのは，学部長氏はこの150人の学生全部を相手に質疑応答するようであった。ざっと75時間はかかる。一日，8時間フルに使用したとしても，最低2週間はこのために時間が取られ，体力も要ることになる。職責とは言え，ここの学部長は相当タフでなければ，と感心した。廊下には，立派な椅子が5脚ほど置いてあったが，試問を受ける学生が，胸をドキドキさせながら，順番を待っている姿が彷彿できた。

　授業料支払いの補欠入学であるが，この大学の医学部でも同様な制度が取られていた。つまり，基準内の点数は取っているのだが，合格者が定員に満ちている場合有料の補欠入学が認められていた。
　以前，この大学の医学部を見学した時，生理学のコンチュレック教授の講義風景も見学させて頂いた。もう30年近く講義しているとかで，OHPと板書（白版）で実に判りやすく淡々と生理学を解説されていた。たまたま補欠入学者の講義時間であったが，学生達の真剣な眼差しには圧倒された。私語など全くなく，ひたすらノートを取っていた。午後一番の講義にも拘わらず，居眠りする学生も見あたらなかった。90分講義であったが，1時間を過ぎたころ，助手がコーヒーを持ってこられ，教授はすこし喉を潤しておられた。
　この医学部には，外国人コースが特設されており，海外からの学生が100人程度入学し，国内の学生とまったく同じ教育を受けていた。医学部の少ない北欧やデンマーク，ポーランド系アメリカ人などが受験し，ある程度の学力と人物を検討後，入学を許可するとかであった。ただし，こちらは全員有料で，授業料は支払うことになっていた。講義は全部英語とかであった。著明な教授陣を擁する大学で，こういう大学での講義は授業料を支払ってでも受講したいものである。
　教授は普通の学生に加えてさらに，もう一回海外からの学生の授業を行うので，別途手当がつく。わが国でも非常勤講師として他学に出掛けるが，こ

こでは，学内にある別種の教育機関での非常勤講師ができるようだ。

なお，この大学からは，近年ノーベル賞受賞者（文系）が二人輩出したとか聞いた。一人は，女性教授で，大学近くのコンビニでよく買い物をしているとかである。

この薬学部でも，土・日は完全に休学なのか，見学を終えて出口に来た時にやっと一人の職員と思われる女性が登校されてきた。研究に追われて土・日も研究室に遅くまで灯がともるという雰囲気は感じられなかった。

医大生から貰った大学の案内書を読んでいると，興味深いことが書いてあった。現在の薬学部は1783年に設立され，最初は2年制で，応用薬学，調剤学，薬理学，毒性学，そして衛生化学の5科目で薬剤師の卵を教育したようだ。当時は建物はなく，市の中央部にあるマーケット広場の片隅の青空教室？「Under the Sun Pharmacy」で講義はなされた。その場所には市で最古の薬局があったようだが，現在は喫茶店となっていた。

記念にと思って，道路に出された椅子に座り，カプチーノを飲んでしばらく広場を眺めてきた。改めて，ヨーロッパではどの町でも，薬局は一等地に面してお店を出していると思った。それだけ，薬は生活必需品であり，また薬局も利があったのであろう。

しかし，講義回数は少なく，1年制に短縮されたが，当然ながら薬剤師の質は低下した。そこで，また2年制に戻り，今度は倫理学，薬史学などが新たに増えた。

1833年には，薬剤師教育は3年制となり，設備も整い始めた。単に薬（生薬，鉱物，生物）の調剤だけではなく，新しく登場してきた薬に対する知識，処方，管理など，高度の理解が必要となってきたためであろう。レービー，ファラデーにより科学が発展し，ドイツのゼルチュルナー，フランスのペレティエ・カヴントウーらによりモルヒネやキニーネなどが次々に抽出され始め，草根木皮の時代から，結晶時代に入り始めたのが，年限延長に拍車をかけたのであろう。

しかし，1853年にオーストリアの統治下に入ると，また2年制に逆戻りしている。ただし，時の為政者は入学資格を決め，まず薬局で2年間実習（徒弟奉公？）し，ある程度ラテン語を習得し，なおかつ最低中学卒業者にかぎり，薬学部に入学を許可した。

今考えるとこの制度は非常にユニークである。当方は，薬局実習と聞くと，

卒業前での実習を想定するが，薬学を学ぶ前にあらかじめ実習の義務のある制度があった事を初めて知った。

　日本でも，高校を卒業して，すぐ病院なり，薬局なりである程度十分に実地実習し，その後，医学部や薬学部への進路を決めることが出来れば，進学後適性の有無で悩むことはないであろう。

　もっとも，この時代の薬局は先述したように，薬剤師は町の科学者であり，薬局の裏の実験室で薬用植物から有効成分の分離を活発に行っていた時である。したがって，薬学の実地訓練も，使い走り的な仕事もあったであろうが，「門前の小僧」程度以上の知識は身についていたであろう。この制度は，まさにいま流行りの社会人入試に相当しているにも思える。一旦社会に出て，改めて薬学に進学した学生は，学ぶ目標が明確であるから，実にしっかり勉強するし，また成績も優秀である場合が多い。彼らの成績表をみながら感嘆する事がある。

　第一次大戦が終了後，また3年制となり，大学の哲学部に所属となった。さらに，1930年には4年制となり，ナチスの統治下での非合法団体（地下に潜った？）としての教育がなされたが，1957年には5年制となり，現在に至っている。

　このように，薬学部も創立当時から4年制とか5年制で出発したのではなく，最初は1〜2年制で始まり，社会および科学の進歩とともに年限が延長され，薬剤師として十分に機能できる教育年限に至ったようだ。もちろん，今は入学前実習の必要はないであろうが，米国の医学部が4年制の大学を卒業した者を受験資格にしていることを考えると一考に値するような気がする。

　薬学部の概要の最後には，前章にご紹介した博物館の館長氏のお顔が掲載されていた。博物館は薬学部所属であった。またいつか再訪し，その折りには口頭試問を傍聴出来ればと思っている。

# 20. グーテンベルグ大学付属病院薬剤部

　筆者の部屋の壁に掛けてあるカレンダーは，ドイツに本社がある某製薬企業から頂いた物で，「ライン河下り」と題が付けられ，マインツからコブレンツまでの河と両岸の美しい風景が載っている。35年前，新婚旅行でこのコースの船旅をして以来，何度か遊覧船に乗り，美しい河の風情，往来する舟や沿岸の古城の景色を眺めて楽しんだものだ。

　今回は，機会を得て久し振りにドイツに立ち寄った。その時は友人のストッフクーヘン教授の案内で，河沿いに車で名所巡りをした。船上からの眺めとは異なり，山上の城跡や教会などから鳥瞰するライン河，舟影，遙かに広がる葡萄畑なども素晴らしかった。マインツから出発して，ローレライの岩のある場所まで出掛けた。途中，ネズミの塔で有名なビンゲン，バッハラッハ，カウプの町々に立ち寄り，古いお城や，教会を見学し，古そうな町並みにある喫茶店にも寄った。ペンションもあり，夏になるとフランクフルトやマインツなどの都市部からの避暑客で賑わうとか聞いた。ローレライの岩の対岸に着いた時は，もうすっかり陽は暮れて川向こうに大きな黒い塊が見える程度であった。

　ここでは，その折訪ねたマインツの病院薬剤部での話を中心に，現在のドイツの薬学事情をご紹介する。先に「マインツのポケベル」という題で，友人の仕事振りを報告した。この友人にあらかじめ連絡して，同大学病院の薬剤部長との面会を予約してから出国した。友人の家は市の高台にあり，街路にはプラタナスの並木があり，周囲にはかなり高級な住宅が並んでいた。以前訪ねた時には膝に載せた女の子がもう高校生となっており，アイスホッケーの選手とかであった。また小児喘息でインタールを吸っていた男の子は，身長1.9メートルになり，ハンサムで女子生徒に大人気とか母親が言っていた。

　友人は若い頃，真冬でも窓を開けてしかも，上半身裸でもケロリとしていたが，今は，年を取ったのかしっかり着込んでいた。ドイツの鋼鉄王と言われたクルップ家の元会長の記事を読むと，彼の一族は「男は弱くてはいけない」という方針で，子供の頃厳冬下でも暖房装置は全くない環境で育てられ

## 20. グーテンベルグ大学付属病院薬剤部

たとあった。友人が異常？ではなかったと知って少し安心した。

しかし、ドイツ人の強靱さには圧倒される。近くの駅の真横にローマ時代の円形劇場跡があったが、晩秋にみる廃墟には寒いものを感じ、ギボンの「ローマ帝国の衰亡」を思い出した。

さて、ドイツは近代的な意味での「薬」の発祥の地であり、長井長義先生を始め、わが国の薬学の先達は彼の地に留学され、勃興期の有機化学を学んで来られた。その結果、化学を基礎にしたドイツ流薬学が発展し、今や米国流の医療薬学も取り入れ、薬学教育は偏ることなく、発展の途上にある。おそらく、近い将来日本の薬学は、世界でも冠たる独自の制度を確立できるであろう。

以前からわが国の薬学の本家筋にあたるドイツにおける現在の薬学教育の進捗状態や、薬剤師の職能について非常に興味があった。以前、ウイーン薬科大学でも、これから医療薬学にも力を注ぐ予定で、新しい講座ができる予定とかは聞いたが、ドイツでも同じであろうかと思った。

着いた翌日、早速友人の勤務する大学（グーテンベルグ大学）の付属病院に出掛け、薬剤部を訪ねた。広く、清潔な部長室ではイレーヌ・クレマー部長が待っておられた。非常にハキハキした中年の女性で、頂いた名刺にはドイツ病院薬剤部会の会長と印刷してあった。友人とは親しいようで、少し仕事の話をされていたが、当方とは実に流暢な英語で対応された。以下、会話

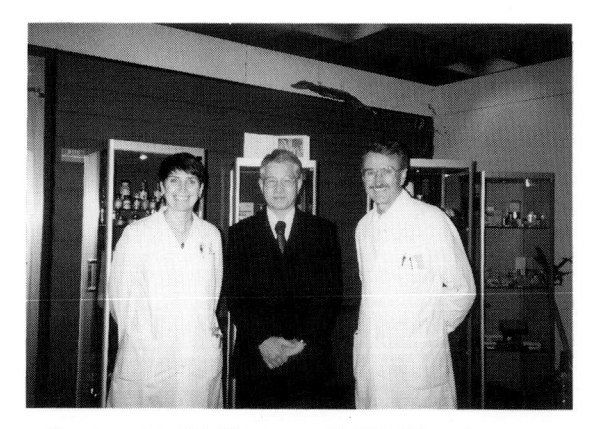

20-1 グーテンベルグ大学クレマー薬剤部長とストッフクーヘン博士

の概要を述べる。

　まずこの病院のベッド数は約1,600であり，この地方では最大の診療施設を有する病院と紹介された。しかし，薬剤師は全部で10人とかであった。米国の病院に比較すると，かなり少ないのではと思ったが，人件費の面で増員は無理とかであった。もっとも，業務に支障を来すことはないと言われた。アシスタントは15人くらいおられ，彼らの教育，訓練には3年間かかるとかであった。

　米国のテクニシァンは1年程度の訓練で十分とか聞いたことがあるが，ドイツの場合はかなり長い期間の訓練がなされているようであった。

　部長はこの大学の薬学部の卒業生であり，薬学教育と業務に関して説明して頂いた。資料を頂いたが数値は1998年の纏めであった。まず，ドイツの薬科大学は23校で，全生徒数は13,000人とのことで，平均的には1校500～600人程度のようだ。5年制なので1学年100人程度なのだろう。山川浩治著「国際薬学史」（南江堂）によると，1999年度のドイツの薬学部卒業生は1,900人とある。薬剤師数の総数は52,250人で，45,500人（86％）が薬局勤務で，1,850人（4％）が病院勤務であった。その他は，製薬企業，公務員などで4,900人（9％）であった。この数値からも，一つの大学病院の薬剤師数が10人であり，少ない理由が判った。つまり，ドイツでは薬学部卒業生の圧倒的多数が薬局勤務をしており，病院，企業などが少ないことが判った。

　筆者にとっては以外な数値であった。薬のメッカとして出発したドイツでは，製薬企業に就職して新薬の開発に従事する者が多いのではと予測していたが，そうではなかった。隣国のウイーン大学薬学部と同じく薬局就職が主であった。部長から頂いた資料を見ると，シラバスの変更を討議しているところがあった。それによるとメデシナルケミストリー（医薬品化学）が，現行45.2％であるが，変更後は40％となり，若干減少している。

　一方医学，薬理学は12.45から19.4％へと増加している。その増加の新内容には，薬物治療学，臨床薬理学が入っている。大まかに捉えて，医療薬学に関する講義は，全体の1割から2割に増加したと読めた。つまり，ドイツの薬学教育もすこし臨床サイドにシフトしているようである。しかし，医薬品化学が多く，医療薬学が少ない講義で4年間みっちり薬学教育を受ければ，製薬企業への就職指向がもっと増えてもよいのではと思うが，以外と少ない。ここでも学部卒業後，数少ないPh.D.学位を取得者が製薬企業に就職とかであった。米国と同じく，Pharm.D.は敬遠されているのであろうか。阿片から

モルヒネを抽出したゼルチュルナー，アスピリンを作製したホフマンや，リービッヒ，ホフマン，ケクレなどと天才的化学者を産み，有機化学を発展させたドイツ。

化学を応用した薬物の開発が世界中でしのぎを削っている。もちろん，ドイツには世界有数の製薬企業があり，新薬を続々と出している。理学部，農学部，工学部などの出身者が活躍しているのであろうか，ドイツ流の薬学を受け継いだわが国で企業への就職者が多く，創薬に励んでいるのに，本家の薬学出身者が製薬企業に就職が少ないのは少し残念である。

ところで，資料を再読していると教育構造の項目で興味深い点を見い出した。先に，ポーランドの薬科大学の卒業試験は全員が口頭試験を受けるので驚いたが，ドイツでは，最初の2年間の講義の理解度は筆記試験で評価されるが，その後2年間の講義の理解度の評価は，口頭試験であり，最後の1年間の実習の評価も口頭試験であった。現在でもそうだが，筆者が学生時代にも口頭試験などは一切なく，ひたすら筆記試験であった。口頭試験を重視するヨーロッパの風習が日本には入って来ていない，または明治時代には入って来たのかもしれないが，馴染まなかったのかも知れない。その理由は何であったのだろうか？　国立，公立大での薬学部の学生数は100人前後だからドイツと同じく実施可能な筈である。

本学も，薬学専門学校として開学した当時はドイツ人による指導を受け，また学生数も少なかったので，口頭試験の実施は可能であったろうが，試験はどちらの形式でおこなったのか不明である。もちろん筆記試験の方が教師もまた受験生も楽かもしれない。しかし，学年全体に口頭試験を課しているヨーロッパの薬学部では，教員にとっては時間的にかなり負担であろうが，実施するだけの理由があるのだろう。まさかと思うが，薬学の発祥時に，読み書きが出来ない学生が多かったので，口頭試験に頼り，それが良い意味で，現在の教育に繋がっている，とも考えられるが。

前に述べたように，ヨーロッパの初期の薬学校では，実社会である一定期間の徒弟奉公が入学条件になっていることを考慮すると，あり得ない話ではないだろう。オルムステッド著「現代医学の先駆者クロード・ベルナール」（文光堂，黒島晨汎訳）には，ベルナールの徒弟時代の薬局勤務状態が書いてある。もっぱら使い走り役か，濾紙を折り曲げたり，薬瓶のラベル貼り程

度のようだ。また開学当時のハーバート大医学部の例もある。

　古来日本文化は，宗教も含めて，中国を模範として，代々受け継がれ，改良されて今日に至っている。中国の試験でまず想い出されるのは，科挙であろう。科挙の試験は，筆記か口頭かと思って日本大百科全書（小学館）で調べてみた。
　その結果，「答案の姓名の部分を糊（のり）で封じ，その全文を筆写したものを試験官に審査させた」などの文章があるので，多分筆記試験が主であったのであろう。
　筆記試験とは異なり，口頭試験では臨機応変な答え，関連事項への応用の有無など，幅広く学生の知識，理解度を吟味するには適しているのは私にも理解できる。事実，大学院の修了時では，当然ながら研究成果の発表に対して各教授からの口頭試験の形式になっており，その制度はわが国でも確立している。推薦入試でも口頭で質問を行っている。
　わが国も近く6年制になると思うが，病院実習に出る前の学年生に対しては口頭試験も重視し，筆記試験では確認できない実力を涵養すべきかもしれない。もちろん人物評価も可能となる。この訓練を怠ると，高学歴の割には，実社会で患者との対話に遅れを取る可能性が考えられる。日本の薬学もこの点は一考すべきであろう。なお，学部学生の薬理学の実習も，実際には動物実験は実施せず，フィルムで見せているとのことであった。ここドイツでも，動物愛護の精神がかなり浸透し，もはや大学での実験動物の使用は無理とかであった。ドイツや英国などの薬学部の教授が来日して動物を使用した実習風景をみたら，密かに後進国と見られるのではと心配になる。

　予期した事ながら，ドイツでも女子学生が多く，9割近いとかであった。薬剤師の仕事は家庭と仕事の両立がしやすいので，女性に人気の職業の一つであると言われた。とくに，家庭が薬局または薬事に従事している場合，また歴代薬局経営をしている場合，跡取りとして免許の取得は至上命令であるようだ。オーナーでも，雇用者でも約50％が師弟にお店を継がしているとかも聞いた。町でも数件のお店に寄ったが，男性薬剤師は唯一人で，後は全部女性であった。ある薬局で，女性薬剤師と話をしたが，出身はハンブルグで母親も薬剤師で，目下ハンブルグで薬局を開いているが，彼女はご主人の仕事の都合上ここマインツで働いていると言われた。

備考：最近の新聞に，「国立大入試も脱筆記試験」という見出しで，記事が掲載されていた。小見出しには，AO入試拡大で競争激化「いい学生を」とあり，面接，実技重視の流れが書かれていた。国立大学は2004年の春の法人化，およびまた少子化を考慮して，質の高い学生を集めて教育水準を確保する方針のようだ。そのためには，従来型の筆記試験ではなく，長時間の面接や実技で相性をみるとある。私学でも同じことで，大学の求めるよい学生を入学させるためには，脱筆記試験を重視することが予測される。もちろん，単に入学試験ばかりでなく，入学後の定期試験や実習試験などにも口頭試問を適用して，教育水準をさらに上げる努力が期待される。質のよい学生を入れると同時に，質の高い学生を社会に送り出すのが，これからの教員の最大の義務であろう。

現在ロンドン大学名誉教授である森嶋通夫氏は著明な研究業績をあげられ，文化勲章を受章されておられる。教授は，学期中は講義に専念し，一切研究はせず，研究は講義が終了した後で，実施すると述べておられた。教授の講義への姿勢は学生にも伝わり，聴講生は非常に多く，ベスト・ティチャーとして尊敬されていたようだ。講義の準備には相当な時間を割かれておられるのが推察され，この逸話は脳裏を離れない。

# 21. それからのポケベル教授

　2001年，ドイツ薬学会大会に出席された市川　厚会頭の報告が薬学会の機関誌ファルマシアに掲載された。要約すると，日本薬学会はドイツ薬学会との学術交流を昨年から開始しており，今回は市川教授（京大薬学部，現武庫川大学教授）と五十嵐一衛教授（千葉大薬学部）が参加されたようだ。学会での学術発表の中に，基礎研究の成果を医薬品創製や医薬品適用の技術に応用する医薬品化学，あるいは製剤学や薬物動態に関する研究が多く，学際領域の薬学研究の特徴が色濃く出ていたようだ。ただし，ドイツ薬学会の構成は，約55％が開局薬剤師，約20％が大学・研究所の研究者，約25％が病院薬剤師で，製薬企業の研究者はあまり参加しないようだ。薬学部の8〜9割の卒業生が薬局勤務ということからも学会の最大の構成員が開局薬剤師ということは容易に納得できた。ともあれ，わが国の薬学の立ち上げに，指導を頂いた国との交流が始まったことは喜ばしいし，また実りある成果が上がればと思った。なお，市川教授の研究業績は国際的にも高く評価されており，日本の薬学会を代表した氏の特別講演は分家の成長を如実に示したものと確信している。

　さて，そのドイツの大学病院訪問に戻るが，薬剤部では服薬指導はほとんど行っておらず，主たる業務は各科から送られてくる処方せんに従って薬物を処方し，また注射薬，軟膏製剤の作製であると説明された。全部で10人の薬剤師では，病棟にまで人は回せないのは当然かもしれない。このため，病院薬剤師の業務遂行に一番大事な科目は物理と化学である，と言明された。
　薬物の物性の把握は必要不可欠であり，これらの科目の修得なくしては注射薬の調製すらできないと力説された。病気の理解とか，患者との対話とか医療薬学に関することは全く話題に上らなかった。病院薬剤部の会長がそう言うので，多分ドイツではこの考えが主流なのであろう。改めて，ここドイツでは，薬剤師の仕事は如可にして医師の処方する薬を適切に調製するかであり，患者の治療，患者との対話はほぼ100％医師の守備範囲のようであった。

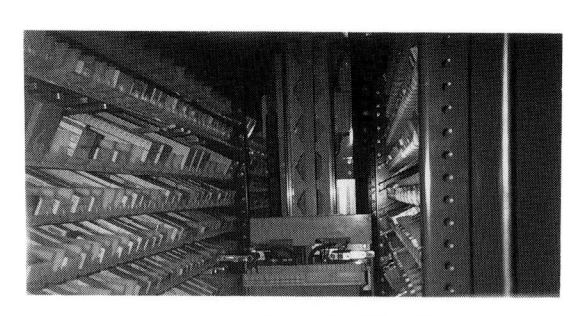

21-1　ドイツの薬剤部ロボット

　一通りお話をお聞きした後で，男性の次長と一緒に薬剤部内を案内して頂いた。無菌室，蒸留装置での精製水作製の様子，その他パソコンの並んだ部屋，試験室など。薬剤部内は新築したてのようで，どの部屋も清潔そのものであった。ある部屋ではロボットも置いてあった。ハワイで見たロボットとは全く違い，大部屋の一隅にステンレス製の薬物棚が二列並んで，その真ん中に据えられた軌道に沿ってロボットが移動し，棚からアームを使って次々と薬物を前の箱に入れていた。同じ薬物を何度も繰り返し採取するので理由を聞くと，1週間分の薬物を集めて，各科に送るので分量は多いとかであった。箱には，かなりの薬物が入っており，次々と配送用の手押し車に乗せられていた。

　ロボットも患者一人一人にではなく，内科とか外科とか，科単位に集めて，各科に配送された後で，各科所属のテクニシャンの手ででも，個人別に処方されるのかもしれないと思った。ハワイのロボットのように，一人一人の患者に対する処方薬の作製の方が見ている分には迫力があった。清潔な薬剤部の廊下の一隅には展示棚があり，古い天秤などが飾ってあった。天井に近いところには，ワニの剥製が飾ってあった。ドイツにもワニ薬局があったのであろう。

　以上より，ここドイツの病院薬剤部では物理・化学の知識をフル回転させて薬剤の調製に励み，病棟にはあまり関与しないことが判明した。つまり医療薬学の進歩は，シラバスの上では若干増えてはいるが，いまだ応用までにはいたらず，将来の課題のようにも思えた。その後小児科病棟の会議室で主任教授以下約40人の医局員の前で，ピロリ菌に関する研究成果を講演した。小児におけるピロリ菌の感染が話題になっているとかで質問がでた。講演の

後，友人とお昼を一緒にしながら，ドイツに於ける医療薬学というか，薬剤師の病棟活動は必要ではないかと聞いてみた。実に簡単明瞭な答えが友人の口から出た。それでは，薬剤師の立場が無い－と少し残念に思ったので以下に記す。

驚いたことには，と言うか米国に比較してだが，ここドイツでは医師は薬物に関して相当な時間を使用して研修を受けると言った。つまり，学生時代そして，卒業後の研修医時代に薬理学，薬物治療学を徹底的に勉強させられるし，新薬に関しては十分な知識を持たされる。薬剤師は卒後新薬の研修には年間90クレジットポイント（単位）を習得すればよいが，医師は年間150単位習得する義務がある－と言われた。一瞬逆ではないかと思ったが，部長との会話のメモを読み直すと，まさにそう書いてあった。これでは，薬物に関しては医師が薬剤師よりもベテランになってしまい，服薬指導に出るどころではなくなる。これならば，1600床数の病院に薬剤師が10人程度で十分に間に合う筈である。医師が薬剤師なみ，あるいはそれ以上の薬物に対する知識をもって患者に当たっていることになれば，人件費の削減と言う点でも，実に合理的である。それにしても，医師が診断のみでなく，薬物治療にも精通しているのには感心した。これは，ドイツの医師の伝統なのであろうか，それとも服薬指導に薬剤師が来ないから，より正確には人数上ベッドサイドにまで来られないから，医師が頑張ってその任を果たしているのであろうか？　医師と薬剤師とは4ヵ月に1回会議を開き，討論会をもつと説明された。なお，ドイツでは医師は薬物の処方には一般名の指示のみで，商品名の指示はできないとかも聞いた。何を使用するかは，薬剤部も含めた委員会が決め，薬価の節約を実施しているのであろう。部長さんとの会話でも，卸（おろし）を通さずに病院が直接製薬企業から購入すれば，割安となると説明も受けた。薬の流通経路が全く不明なので，色々な経路を数値で示されたが，この辺の話は理解できなかった。

講演の後，医局員に町中まで送ってもらい，グーテンベルグの銅像などを見物し，中央広場が見える喫茶店でコーヒーを飲んだ。町も繁栄しているのか広場も改造されてかなり広くなり，立派なオペラハウスも完成していた。以前訪ねた時は，第二次大戦で爆撃を受け，破壊された建物が記念に保存されていたが，もう整理されて無かった。薬局にも寄った。いずれも，実に清

潔感のあるお店で，あるお店では男性の薬剤師がおられたので，少時お話をした。もとは製薬会社の開発部にいたが，大きな組織よりも薬局で薬剤師をしている方が，気が楽であるとか言われ，笑っておられた。町の中心とは言え，かなりの数の薬局があり，競争にならないかとお聞きしたが別に問題はないと言われた。

　夕食後，友人が病院を案内するというので出掛けたが，10時を過ぎており，院内は閑散としていた。通行カードで次々と通路を開きながら小児病棟に入った。夜間なので，廊下も病室も照明は押さえられおり，全体が暗い感じであった。未熟児専門の科で，各室にはベッドの変わりにかなり大きな保育箱が4個くらい設置されており，中を覗くと小さな赤子がいた。栄養液なのか管が繋がれ，また心臓，呼吸，血圧などの測定装置が身体につけられ，保育箱の直ぐ横のモニター上に記録されていた。

　小さな子の場合，重さは約500グラム程度であるとか聞いたが，あれほど小さな未熟児の血管に管が付けられていると感心した。

　病室には，数人の女医と看護師がおられ，担当の未熟児を一晩中観察しているようであった。そこにいる未熟児には，その医師と看護師しかいない。一寸のミスも許されない段階である。友人もモニターを見ながら一人ずつの様子を見ていたが，一人を見ると，「この子は今眠っている」と言った。当方からは，皆眠っているように見えたので，見分け方を聞くと，「心臓の動

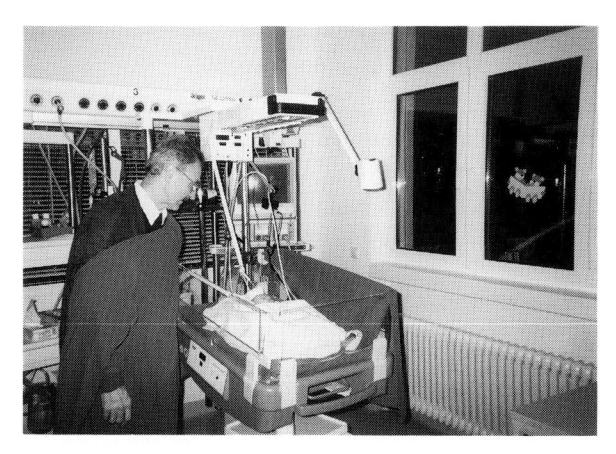

21-2　回診中のストッフクーヘン教授

きがゆっくりで，一定しているから寝ているのが判る。他の子は，一見寝ているように見えるが，心臓の動きが早く，一定していないので起きている」一と言った。胎内でゆっくりと成長すべきところを，早々とこの世に産み出されて，保育箱に入れられて辛うじて生命を維持されている。しかし，「眠っている」と聞くと，どことなく安心した。危険信号から遠く離れた状態にあるので安心して眠れるのであろう。未熟児は夢をみるのであろうか？と思った。もちろん，この未熟児も3～4週間経つと普通の大きさの赤子になるから心配ないとのことであった。1人の女医はかなり日焼けしたおられたが，休暇でジャマイカに行っていたとかで，ナースステーションで楽しそうに友人と立ち話をしていた。夜間勤務の経験のない筆者からみると，宿直の医師，看護師の任務にはただただ頭が下がる思いであった。ジャマイカでもハワイでも，何処でもいいから十分に休養して，勤務するときはしっかり勤務してほしいと思った。おそらく，医師も看護師も親か親以上の愛情でこのものも言えない未熟児に接していると思った。

病棟内の一室では，引き出しを開け，中に薬が一杯入っているのを見せてくれた。この箱の中の薬に関しては，熟知しているし，患者の状態に応じて自在に使用できるし，看護師への指示も簡単に出来るといった。各医師が，これだけの薬の効能と副作用などを習熟していれば，この病棟では薬剤師の活躍の場はないかと思った。もちろん，薬剤師が物言わぬ未熟児に服薬指導

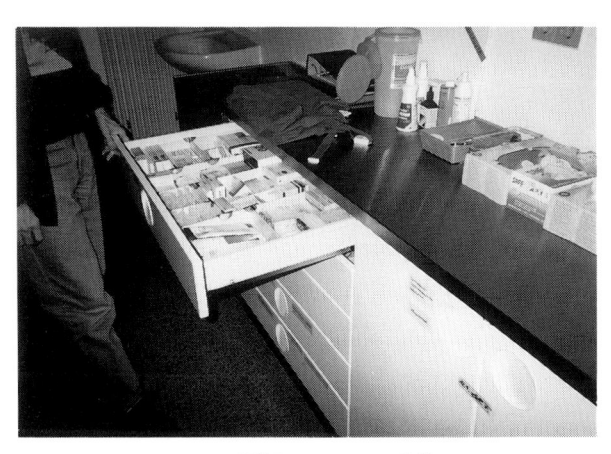

21-3　医局におかれた薬物

が出来る筈はないし，医師が薬剤師を兼ねるより術はないのかもしれない。冷蔵庫も開けて見せてくれたが，そこにも薬が入っていた。宿直の医師，看護師に挨拶をして病棟を出たが，その入り口には救急用に搬出可能な酸素ボンベ付き保育箱が置いてあった。連絡があり次第直ちに救急車に積み込み，各家庭に直行するとか。小児科病棟の直ぐ横に産婦人科があり，近い内に地下通路で連絡往来ができるようであった。彼ももうすぐ60歳になる。20代の後半から小児科医師としての訓練を受けて，今日に至っている。かなりの数の患者をみている筈である。若い医師が何かあると彼を直ぐ呼ぶーと言ってぼやいていたが，ベテランの義務であろう。今年は，彼の主催で近隣諸国の小児科学会が開催されるとか聞いたが，成功が祈られた。

　友人の車の助手席に座りあちこちと出掛けたが，ある時，彼の車のキィホルダーの紋様をみて驚いた。すこし厚手の真鍮製で，「一本の棒に蛇が巻き付いている」絵が書いてあった。裏面には，某製薬メーカーの名前が彫ってあった。ポーランドを訪問した時，この図柄は医師のマークと説明を受けていたが，ドイツでも医師がこのマーク付きキィホルダーを普段に使用されているので感心した。蛇マークの由来について友人に聞いたが，彼もアスクレピオスとの関連くらいしか知らないと言った。もっとも，ギリシャ語，ラテン語は学生時代に猛勉強した（させられた？）ようで，医師としての活躍に大いに役立っているとかであった。

　西洋医学の源流がギリシャにあり，ローマに移り，今日の盛を成している。したがって，西洋の科学者，医学者はその基礎中の基礎として，ラテン語には熱意をもって勉強しているようだ。元素にしても，薬物にしても，また人体の構造にしても，ラテン語がふんだんに取り込まれている。医療薬学を十分に理解し，ベッドサイドや薬局での患者との対話力を高めるためにも，また西洋医学，薬学にも負けない力を持つためにも，これからの薬学生はラテン語の基礎的知識も習得して欲しいものだーと痛切に思った。

　今回のドイツの旅では，病院薬剤師にとっては物理と化学が最重要であると言明され，薬学の伝統を手堅く守って職務に精勤される薬剤師，未熟児の側で24時間スタンバイする医師，看護師に会えた。ファルマシア誌に掲載された畏友市川教授の「学問，芸術，音楽，宗教の華を咲かせたドイツ国民の心の豊かさに触れた一時であった」という言葉をお借りして筆を措く。

## 22. ペーチ薬物博物館

　最近，久しぶりに西遊記（講談社，君島久子訳）を読んだ。少年少女用の本で，絵と説明が沢山あり，話の筋が年齢相応に理解できた。子供の頃読んだ時は，天下無敵な猿が沙悟浄や猪八戒と一緒に師匠のお供で，印度まででかけ，その途中妖怪変化を相手に大暴れ，暴れすぎた時は金の輪で頭を絞められ，宇宙の端まで飛んだ積もりが観音様の手の平の中，などが印象に残った程度であった。今回読み直すと，きわめて黙示録的な内容に富む書物である事が判って，最後まで興味深く読み終えた。序章のところで，花果山で仲間と楽しく暮らしていた孫悟空が，ある時「いつかは年老いて，あの世行きだ。いついつまでも生きるわけにもいくまいて・・・」と先々のことを心配する。仲間の物知り猿が「この世で不死身になれるのは，仏と仙人と聖人の三者です」と言う。それを聞いた悟空は三者から不老長寿の術を習うべく仲間と別れ，長い放浪の旅に出る。西海にある島で，釈迦の弟子である祖師に出会い，修行の果てに，長生きの道を伝授される。その後三蔵法師の弟子となり，印度に出掛けることになる。この孫悟空の物語は，三蔵法師（602－664）の「大唐西域記」が出版された後，呉承恩が西遊記として纏めたようである。物語が不老長寿願望からスタートしていることが判った。永遠の命，この世で長生きしたいという願望は洋の東西を問わず，生あるものの最終的な願いのようだ。

　さて，グーテンベルグ大学薬剤部を見学したあと，ハンガリーのペーチ大学主催の秋の講演会に出かけた。日本でいえば神田の学士会館にあたるハンガリーの科学アカデミー会館が宿舎であった。貴族の邸宅を改良したような建物で，周囲の庭園も広く，立派な木々が植えられ，入り口横にはスフィンクスのような像が二対置かれていた。建物の正面上部にはラテン語で何か書いてあったが，意味不明であった。翌日ペーチ大学の医学部教授が観光に案内してくれた。

　市の郊外にある城塞跡SZIGETVA'Rで，15世紀にトルコの大軍が押し寄せ，あっというまに，陥落させられたとかであった。今はある個人の所有になっているようで，普段は観光客のために，開放されているが，あいにくと

## 22. ペーチ薬物博物館

その日は閉門されていた。友人は町に戻り、ホテルのカウンターで所有者に連絡し、開館をお願いした。

まさかわれわれのために開館なんてと思っていたら、すぐ了解がとれたようで、所有者の夫人が来られて、門を開けてくれた。中世の城塞がそっくり残されており、ハンガリーの王族が住んでいた場所はトルコ風に改良され、スルタンの部屋もあり、トルコ風呂もあった。200人たらずの義勇兵に、7,000人のメキシコ軍が攻撃したあのアラモの砦を想い出した。城塞の近くの町に戻ったら薬局があったので中に入った。受付にはテクニシャンだけで、あいにく薬剤師は仕事中で面会が出来なかった。広くおおきな薬局で、歴史がありそうなお店であった。

その翌日はペーチ大学医学部に出掛け、講演会に出席した。最初はオハイオ大学の学長（内科学）が講演した。スライドなしの発表であり、久しぶりに講演のみを拝聴した。

次ぎに、筆者の番でスライドを使用して講演した。スライドなしで研究成果を話して、聴衆が理解出来るほど英語は堪能ではない。特に組織学的変化などをスライドなしで説明をしても、聞く方も困惑するだけであろう。

午後は、大学本部の講堂で式典があり、学長からガウンを着せられ、学位記（皮製で、ラテン語が記入）をいただいた。

後で知ったが、1367年に、ローマ法王の発案で建設された大学であった。その後は、今年の受領者7人全員が一人ひとりスピーチさせられた。筆者も

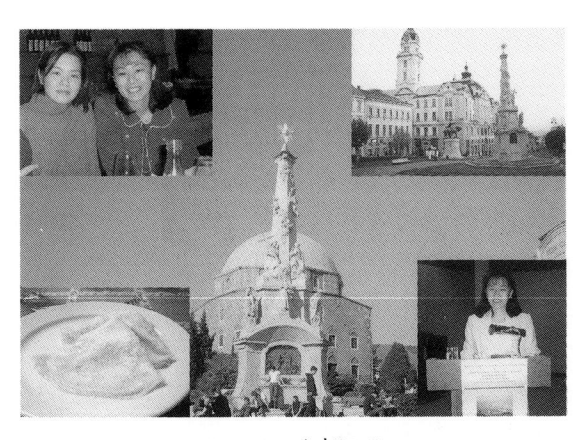

22-1　ペーチ市にて

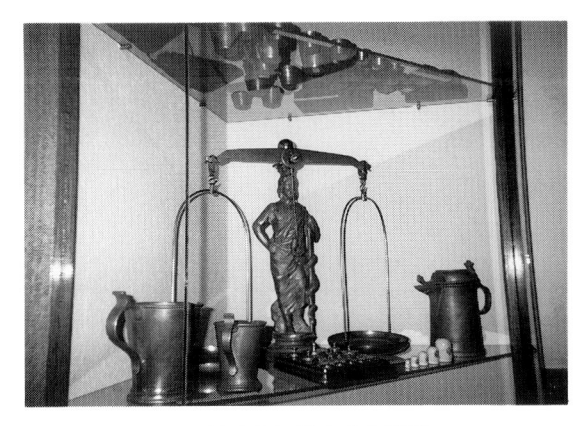

22-2　アスクレピオスの天秤

日本語も交えて挨拶した。その後祝宴の時，元文部大臣が寄って来られ，「貴方の挨拶を聞いていると発声の抑揚は，わが国とそっくりで驚いた」と話された。遠い昔，ハンガリー人の先祖であるマジャール人と日本人の祖先がアジアの地でご近所であったのであろうか。

　教授に新設の薬学部の見学をお願いしたが，今回は同行する時間がなく，町の薬物博物館の訪問を示唆された。薬物館は，市の中央広場の一筋中に入った処にある古い建物の一階にあった。博物館とはいえ，主業務は現業の薬局であり，その別室が博物館となっていた。入り口の扉の厚いガラスの真ん中に，一本の棒に巻き付いた一匹の蛇が真っ白に描かれ，まわりにオリーブの葉と実が描かれていた。

　中に入ると，かなり広い部屋に白衣をきた女性が2人おられ，一人は年輩で明らかに経営者と思えたが，一人は若く最初はテクニシャンと思ったが，卒後2年目の薬剤師であった。軽く挨拶して，店内を見渡すと，部屋の真ん中に，黒人の銅像が置かれていた。あった！と思って近づいた。あのポーランドのクラコー市の薬物博物館の壁に飾ってあった木製の黒人像と同じような形をした陶製の像がおいてあった。その銅像はカラフルで，腰の周りを被う布は黄色に白のツートンカラーで，その銅像の下には彩色された陶製の台が置かれ，台の周囲には水道の蛇口が4箇所ついていた。黒人の片方の手には，なにか果物か貝のような物が握られていた。これは，薬局のシンボルとしては豪華なものだと思った。おそらく，相当裕福な薬局の経営者が購入し

たのであろう。像の両となりの机も陶製の絵がはめ込まれ，またその背後の棚には，沢山の薬の容器が並べられていた。年輩の薬剤師が近くに来られたので，「この像は珍しいですね」と挨拶すると，「これは今も使用出来ますよ」と言って，4個の蛇口全部をひねられた。水が流れ出し，まるで下方向けの噴水のようで，辺りが急に賑やかになった感じがした。この黒人像を置いて薬局を開いていた時代は，薬剤師が調剤したあと薬物の付いた手を洗い，患者が処方された薬物をその場で服用する時の飲み水に使用したのかもしれない。過日，ドイツのハイデルベルグの城内にある薬物博物館の写真集を見ていたら，その中にも黒人の像がおいてあった。どうやら，黒人像薬局はヨーロッパの各地で盛んであったようだ。

当方が日本から来た薬科大学の教師で，薬の歴史に興味があると言うと，では此方にと言って別室に案内して頂いた。展示棚が陳列してあり，古そうな乳鉢，乳棒などかなりの物があった。その中でも，一番興味を引いたのは，わがアスクレピオス先生が天秤の支柱になっている置物であった。例の片手に杖を握り，その周りに蛇が巻き付いている，あのポーズである。頭の部分に天秤の中央部が載せられ，両方に皿が下げられていた。その前には，秤量用の重りが箱に入れられ置かれていた。筆者が学生時代に使用した天秤一式とほとんど一緒であった。アスクレピオスの姿を天秤の支持棒に使用するという制作者のアイデアに感心した。ヒギナの姿を中心にした天秤像もあるかもしれない。この国では，ギリシャ神話が浸透していて，アスクレピオスとヒギナ親子に対する信仰のようなものを感じた。この他，ワニ姿のコルク圧縮機などが目についた。

一通り見終わって，店内に戻ると年輩の薬剤師が大きなノートを持って来られ，訪問記念に署名して欲しいと言われたので，和英両方の署名をした。先ほど渡した筆者の名刺がホッチキスでその頁に止められていた。なお，若い薬剤師に卒業校名をお聞きするとSzekszard大学薬学部と言われた。ハンガリーでは3番目に大きな町のようであった。薬理学の講義は如何でしたかと聴くと，「難しかったが，興味は持てた」と苦笑しながら答えられた。

なお，この薬局は140年前に設立されたとかであった。博物館を見学した後，町を散歩していると大きな薬局があったので中に入った。薬剤師が数人おられ，銀行の受付のような感じのカウンター越しに，処方せんを受け付け

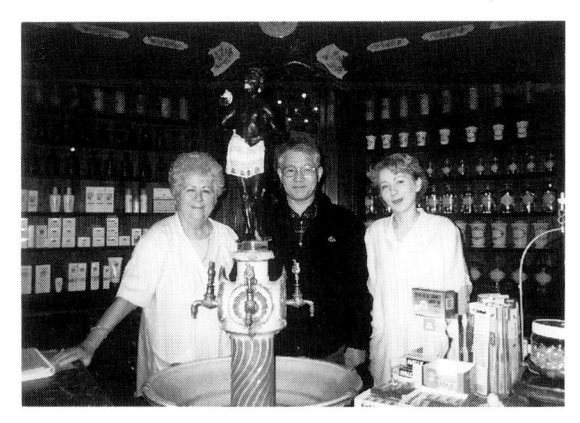

22-3　薬物博物館の薬剤師さんと

ておられた。入り口には創業者の顔のレリーフが飾ってあり，薬剤師リヒター・ギデオンとあった。この人は，ハンガリーの大手の製薬企業ギデオンを創始したが，ユダヤ人であったために第二次大戦中に不幸な生涯を終えたとか説明を受けた。

　さて，西遊記であるが，ある事情で，悟空が祖師の下を去らざるを得なくなった時の会話。
　「お師匠様，わたしに，どこにいけとおっしゃるのですか」
ー「お前はどこからきた？そのきたところへ帰れば，それでよいのだ」
　「花果山水簾洞からまいりました」
ー「早く立ち戻って，命を全うするがよいぞ」
　長生きの秘伝を授けながらも，命の全うを教えてもいる。西遊記が，僧玄奘の物語であり，またその話を僧侶が脚色したという説が理解できる。東欧のペーチ市でアスクレピオスと蛇に思いを馳せている内に，いつか大唐西域にまで思いが飛んでしまった。
　帰途は電車で結構だからと数度友人に頼んでいたが，出発の時になると大型のベンツが会館の前に付けられ，運転手さんが笑顔で出てこられた。日中であったせいか見通しもよく，また車の混みもなく，晩秋の風景を眺めながら，快調にブタペストに向かうことができた。途中，ドライブインに寄り運転手さんと一緒にコーヒーを満喫した。今回も沢山の薬剤師に会え，また薬に関して多くを学んだ良い旅であった。

## 23. ニグロ薬局

　第二次世界大戦の戦場の一部となった北アフリカで勇名を馳せたドイツの将軍ロンメル（1891-1944）。「砂漠の狐」と呼ばれ、その神出鬼没な作戦の前に連合軍は打つ手がなく、右往左往しただけと言われる。敗色濃くなったドイツでは、ヒットラー総統暗殺が計画されるが実施前に露見する。企画者のなかにロンメル将軍の名前があったとかで密かに服毒自殺させられた。しかし、ヒットラーもドイツの英雄に対する国民感情を考慮して将軍の葬儀は国葬となった。

　彼の生涯の伝記が書かれ、また映画化され、ドイツもまた連合国もその名に敬意を表した。アーヴィン・ショウの小説「若き獅子たち」も映画化され、ロンメル将軍をイメージしたような将校が活躍する。

　砂漠の中で、休息中の敵陣を発見するや、太陽の位置を計りながら攻撃の時を待つ。太陽の輝きが相手陣地に一番強く当たる西日の時間になると奇襲をかける。相手は反撃しようにもギラギラ輝く太陽のために、敵の姿の捕捉が出来ず、全滅させられるというシーンであった。見事な攻撃作戦で、ドイツ軍将校の黒いサングラスが襲う側の凄さを象徴していた。

　このアフリカ戦線では、当然の事ながら灼熱の太陽の下、水分の過剰な発散と十分な水の摂取ができず、ヨーロッパ各国から派遣された両陣営の多くの将兵は便秘となり、痔に苦しんだと伝えられている。敵と戦うどころか、自らの身体の一部との戦いであったようだ。太平洋戦争中、ラバウル、サイパンなど熱帯地方での戦闘では、まずマラリアとの戦いから始まったと言われているのと似ている。砂漠で近くにオアシスがない限り水分の補給もままならず、またいつ戦闘になるかもしらず、各自決められた量の水の配給であり、必要に応じて衛生班から下剤が若干支給されたくらいであろう。熱砂の砂漠である。陽が落ちるまでは、作戦も行動も制限されたであろう。その戦場が、古代ギリシャ時代より下剤の原料となる植物の原産地であったことはいずれの側の将兵も知っていたであろうか。もしそうであれば、衛生班は戦場に生えている植物を採取し、煎じて将兵に与えることも可能であったろう。ここではニグロ薬局と下剤のお話を紹介しよう。

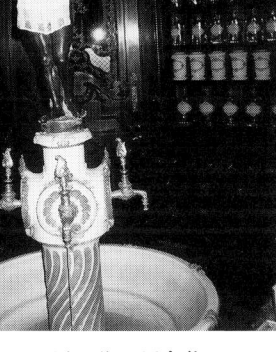

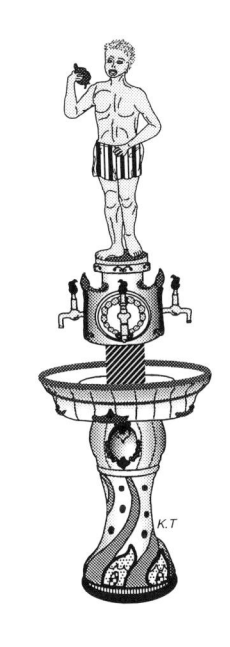

23-1　黒人像の置き物

　前に，ペーチ市の薬物博物館の見事な黒人像を紹介した。またポーランドのクラコー薬物博物館の館長氏よりお手紙を頂いたことも述べた。
　館長氏の説明では，黒人像を看板にする薬局をニグロ薬局 Negro Pharmacy と呼ぶ。この起源として，ヨーロッパで薬局制度が確立した13世紀ごろは，航海が盛んでアフリカ，印度，ペルシャへ船が出て，薬効のある植物が沢山持ち帰られた。これらの薬物は一般にトランスマリーナと呼ばれ，珍重されたとかである。「舶来品」とでも訳すのであろうか。
　ヨーロッパでは，ワニ薬局，ヘビ薬局，白鷺薬局，七面鳥薬局，スワン薬局，ライオン薬局など，いずれも動物の絵を看板にしていたようだが，黒人の男子像は珍しいと思った。以来，ニグロ薬局を標榜する薬局は，一体いかなる薬物を異国から輸入していたのかと気になっていた。
　筆者がアフリカ産の薬物と言われてすぐ脳裏に浮かぶのは，エゼリン，ウワバインなどであるが，これらの物がヨーロッパに紹介されたのは19世紀も後半になってからであるし，ニグロ薬局の店頭にあったとは思われない。

　先日，町を歩いていると古本屋があったので一寸覗いてみた。入り口近く

の書棚に，分野は雑多な書籍が並べてあったので，背文字を追っていると「薬と人体」(ライフ人間と科学シリーズ，タイムライフブックス，1978)という翻訳本がみつかった。中を開くと，なんと薬の歴史的な解説と中世の薬剤師の姿など，絵が沢山挿入されていた。パラパラとめくっていると，昔の薬剤師の技術の章に，「古代の薬物」という項目があった。これは良い本だとわかったのですぐ購入した。価格は僅か500円であったが，これは仮に5,000円であっても，購入したと思う。まさに掘り出し物であった。

帰宅後じっくり読んだが，薬学を学ぶ者としては，貴重な記事が一杯載っていた。特に，ギリシャの盃に書かれた絵を見たときは，あった！と思った。なんと，そこには北アフリカ産の生薬の説明と絵があった。「門を叩け，さらば開かれん」であった。一寸でも疑問に思った事は，何時の日か答えが真ん前に出されると改めて感心した。

中を読んでみると，ヒポクラテスは薬物を260種類に制限したが，その中には今でこそやや旧式とみられているが，効果のある強心薬の海葱も含まれていた－と書いてあった。またギリシャ人は評判の高い北アフリカ産のシルフィウムのような薬物を求めて地中海沿岸を探し回っていたようで，挿し絵には「薬1升，金1升」と書いてあった。絵の説明文には，「紀元前6世紀頃のギリシャの杯に描かれた絵で，キレネのアルケシラス王の監視のもとに，貴重な薬草であるシルフィウムの秤量と，船への積み込みが行われている。シルフィウムはニンジンに似た植物で下剤として使用され，同じ重さの金に匹敵するくらい高価であった」と書かれていた。

ギリシャ時代とはいえ，薬（下剤）が金に匹敵するくらい高価であったと知って驚いた。当時のギリシャ人は便秘または便秘気味で苦しんでいたのであろうか。「やさしい薬の歴史」（石坂哲夫著，南山堂）を読むと，当時は過剰な体液や汚れた体液を排泄あるいは吐き出させるため，緩和な下剤，浣腸，吐剤，利尿薬が優先的に使用されたとある。多分，エジプト人が習慣的に実施していたように月1回の腸内清掃という意味合いで服用したのであろうか。もちろん，フェノールフタレインが偶然に発見されるまでは，下剤は主として植物（ヒマシ油，センナ，大黄）が使用されていた事は知っていたが，古代ではシルフィウムという植物を特効薬として珍重した事はこの本で始めて知った。この事例からも，ニグロ薬局はシルフィウムのような貴重な薬物をアフリカから輸入品として扱っていたのであり，ある意味では霊妙な薬物を扱っていることを誇示するためであったかもしれない。しかし，改めて館

長氏の手紙を読み直すと，ニグロ薬局とシルフィウムとは関係がないとかであった。

　古代から12世紀まではAsafoetidaとよばれたシルフィウムは，本来トランキライザーまたは単に調味料か薬味として使用されていたようで，原産地もアフリカ，ペルシャやアラビアではないとの事であった。そう言われてみれば，いかに有効な薬物とはいえ，薬1升が金1升に匹敵するとは常識的には考えられない話しではある。調味料ならば納得できる。コロンブス始め多くの人々が命がけで波頭万里を越えて印度やアジアに向かったのは，香辛料が欲しかったからだ。彼らの主食の肉類の摂取には香辛料は不可欠で，もう塩漬けの肉は食べられなくなっていた時だ。古代ギリシャの人々がこのAsafoetidaという調味料をどのように使用したかはわからないが，黒胡椒の類であったのであろうか。それならば納得できる。

　「世界を変えた薬用植物」（ノーマン・テイラー著，難波恒雄，洋子訳，創元社）を開くと，下剤騒動という章がある。そこには世界最古の下剤が紹介されていた。エジプトから発見されたエーベルス・パピルスに書かれている薬物に，ヒマシ油，アロエ，センナがあったと言う。これらは，エジプト，ソコトラ島，および地中海のアフリカ沿岸に生育していたことが知られていた。アレキサンドリア・センナは，アフリカ北部（エジプト，スーダンなど）の野生植物から採取され，アレキサンドリアの港から積み出されたようだ。

　同書によると，博物学者のアリストテレスが，ソコトラ島の下剤に関心をもったようで，弟子のアレキサンダー大王の遠征時に，調査を依頼したとある。つまり，紀元300～400年前くらいからヨーロッパの人々はアフリカの薬物に非常に興味を持っていたことがわかる。逆に言えば，ヨーロッパにはそれらの薬物に匹敵する薬物が無かったのだろう。他にも例があるか否かと思っていたら，講義の準備の際に一つ見つけた。喘息の治療薬の中に，正確には予防薬であるが，インタール（クロモグリク酸）があるが，肥満細胞の膜安定化作用により薬効を発揮することが知られている。この薬物は1963年に英国ファイソン社で開発されたが，薬物発見の端緒はアンミ(Ammi visnaga Lam)と呼ばれるセリ科の一年草植物の伝承的薬効であった。アンミは，古来エジプトを中心とする北アフリカ地方の民間薬で，腎臓病や輸尿管けいれんに使用され，中世以降はヨーロッパでは利尿薬，腎臓結石，膀胱結石に使用された。また有効成分の一つであるケーリンには冠血管拡張作用が

ある。チンキは，胃疝痛に，煎剤は狭心症，百日咳，喘息などに。狭心利尿薬，肺炎などに使用される（世界大百科事典，新田あや著）。

アンミの果実をケラまたはケラ実といい，フロクロモン酸誘導体ケーリンを含有している。ファイソン社の研究陣は，このアンミのもつ喘息に対する伝承から，抗喘息薬インタールを開発した。化学構造からは，ケーリンの2分子を結合したものである。この薬物はよく国家試験問題にでるので，卒業後間もない読者諸氏のご記憶にあるのではと思う。この植物アンミの写真なり，図を学生に紹介しようと探していたが，見あたらず，仕方なく，講義中はセリ科の植物を写真にとり紹介していた。ところが，最近，本学でウイーン版のディオスコリドスの薬物誌を購入したので，索引で調べると，アンミの絵があった。シルフィウムもあった。早速講義で学生に紹介した。辞典でアンミの直ぐ後の項は，アンミアヌス・マルケリヌス（Ammiaus Marcellinus, 330－395頃）の紹介があった。ギリシャ人で，古代末期最後のローマ史家で，31巻の「ローマ史」で著名とかであった。植物アンミの名に由来する名前であろうかと思った。

ともあれ，シルフィウムを始め，アンミ，ヒマシ油，アロエ，センナなどの薬物が，北アフリカなどから輸入されてくるので，ニグロ薬局として看板を上げたのであろう。エキゾチックExoticまたはエスニックEthinicという言葉があるが，ひょっとしたら，肌の色の違う遠い異国から入ってくる効果抜群な薬物に対する，驚きと畏敬の念から，薬局名にしたのかもしれない。

ヨーロッパの薬剤師，医師はギリシャ文明を受け継いできたわけであるが，ギリシャ時代に，薬1升が金1升に匹敵するほど価値のある薬物があることも承知であったろう。わが国でいえば，韓国や中国から輸入されてくる朝鮮人参に対する絶大な信頼のような感じであったのだろう。何かの本に書いてあったが，朝鮮人参は，本当は，中国北東部のある山に自生しているが，朝鮮の人が，採取にくるので，朝鮮人参と呼ばれていたとか。

数年前，韓国で，国際シンポジウムが開催されたので，参加した。生憎と風邪を引き，寒気と鼻水で困ったが，ホテルの部屋に朝鮮人参のパックと，蜂蜜シロップが置いてあったので2日程服用したら風邪から回復し，なるほどと感心した。どうもわれわれヒトは，遙かギリシャ時代の昔から，今日まで，各種ニンジンのお世話になっているようだ。

話しはそれるが，寺田寅彦の随筆に興味深い記事があった。某雑誌社の科

学欄で，ある記者が－われわれの周りの自然界には有用な植物があるのには驚くと書いて，幾つかの植物を紹介したようだ。その記事を読んだ寅彦は，「そうではなくて，有用な薬物が生育している自然環境のお陰で，われわれヒトは今日まで進化・発展したのではないだろうか」と，解釈している。人類はアフリカで誕生したと言われている。アフリカに下剤となるような植物が沢山生えていて，それらを適時摂取して，通じを良くした結果が，アウストラロピテクスなどの猿人へと進化・発達したのかもしれない。恐竜はなぜ絶滅したのか？ という問題に，一つの回答として，恐竜は便秘で絶滅したという仮説がある。恐竜が生きていた時代は，裸子植物（ソテツ，シダ類など）が一杯生えており，それらの線維性食物の摂取のお陰で恐竜は便通がよく，生存できたが，やがて繊維質の少ない被子植物に変化したために，排泄機構が適応できず，便秘で絶滅したという。もしこれが本当ならば，下剤作用のある植物はわれわれ人間にとっても，貴重な存在であり，かってヨーロッパでニグロ薬局が繁栄したことが頷ける。

備考：「薬と人体」の日本語版監修者は故北川晴雄先生（千葉大学薬学部）であった。筆者が東大薬学部に在籍していた頃，毎年千葉大薬学部との野球の交歓会が開催され，そのご縁で北川先生の知遇を得た。また本学の教授へと強く推薦して頂いた。恩師とも言える先生の翻訳書であり，生前の先生の温顔を懐かしく思い出した。何ひとつご恩返しも出来ない間に，幽明境を異にされたのは，返すがえすも残念なことであった。

# 24. サンフランシスコの compound薬剤師

　ここでは，サンフランシスコの薬局訪問を記載するが，その前に，ニューヨークの下町にある薬局を紹介する。その薬局に勤務する薬剤師は，地域の顧客と同様に，筆者が非常に尊敬するタイプの人で，店の名前は「ブルーライト薬局」。「ブルーライト」と聞くと，思わず，いしだあゆみのヒット曲「ブルーライト横浜」を想い出す。♪町の灯りがとてもきれいね横浜，ブルーライト横浜♪。筆者が大学院を修了して，助手に採用された頃の流行歌で，彼女の甘く，すこし鼻に掛かった声が全国を風靡していた。

　さて，「ブルーライト薬局」の夜勤の薬剤師，アイキイ・シェンスタイン氏（愛称アイキイ）であるが，年齢は30歳前後の独身者。この薬局では，化粧品，香水やアイスクリームとか，多分ちり紙や洗剤も，そういう類の物を売る気は全くない。アイキイは労力を節約する現代薬学の調剤法を思い切り軽蔑しており，いまだに自分の店でアヘンを溶解し，鎮痛剤やアヘンチンキを濾過し，安息香は乳鉢で摺りつぶしている。アイキイは客にとっては薬剤師であり，またよき友人である。当然のことながら薬剤師は弁護士であり，懺悔聴聞僧であり，助言者であり，有能にして世話好きな牧師であり，教師

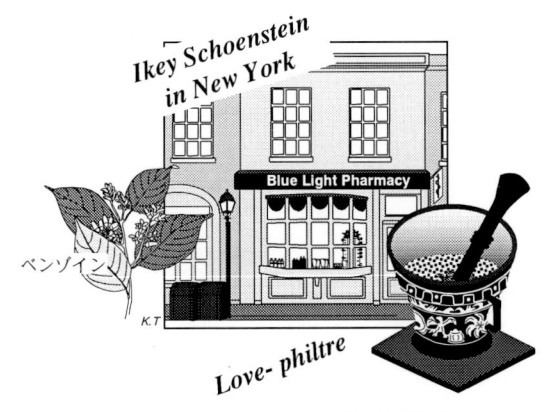

ニューヨークのブルーライト薬局

である。その学識は人々から尊敬され，その神秘な知識は崇拝され，その調合する薬は，いきなり喉の中へ投げこまれるくらい信用されている。したがって，知識の重みでしなっているような，やせぎすの姿は「ブルーライト薬局」の近辺では誰知らぬものもなく，彼の助言や忠告を求める人の数も非常に多い。このアイキイこそ，まさに薬剤師の鏡ともいうべき人で，このよう人がいるからこそ米国では薬剤師の評価が非常に高いのであろう。薬剤師が腕のほどを見せた調剤を行い，体がしなるような学識で尊敬されるのは，同じ分野に身を置く者としては嬉しいことだ。

実在の人物ならば是非会いたいものだが，残念ながら彼はO・ヘンリー（1862-1910）の短編小説「アイキイのほれぐすり，The love-philtre of Ikey Schoenstein」の主人公である。現代薬学の調剤法を無視したとあるが，小説が書かれた年は実は1906年なので今から100年近く前となる。

さて，ある夏，サンフランシスコでcompounding薬局を開業している薬剤師サム・チン（Sam Ching）氏と面識を得た。氏は沓内氏とミシガン大学薬学部で一緒であった。サンフランシスコで開催された学会に参加した時，チン氏に薬局訪問をお願いしたら，快諾して頂いた。compounding薬局に関する予備知識は全くなかったので，学会中にカリフォルニア大学のクーニッツ教授やロングビーチのザボ教授にお聞きしたが，彼らも実状をよく知らなかった。つまり，この職業は，確立されてからいまだ日が浅く，医療従事者に

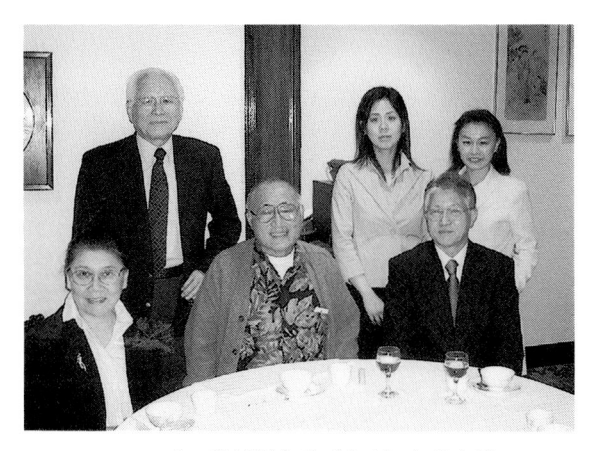

24-1　チン薬剤師夫妻（中央）と沓内氏

はあまり馴染んでいないことが判った。

　約束の時間にホテルで待っていると，チン氏夫妻が迎えに来られた。夕食後，薬局見学の段取りとなり，町でもかなり大きなビルの中にある高級な中華料理店でご馳走になった。同行の職員と大学院生も，北京ダックを始め次から次へと豪華な料理が出てくるので，最初は圧倒されていたが，しばらくするとしっかりとご馳走を頂いていた。その時は沓内氏も所用でサンフランシスコに来られていて，夕食の席で再会した。夕食後，町中の大きなビルの2階の一室にある薬局に案内して頂いた。お店の中はかなり広く，一般の薬局と同じく薬物や歯ブラシなどが置いてあったが，奥はcompounding用の部屋で，色々な器具が豊富に揃えてあった。

　compoundingの例として，チン氏はある症例を説明された。ある男性患者の頭髪が脱毛し始めて，医師より自己免疫疾患の一種であると診断された。そこで，医師から免疫抑制薬の使用が処方された。しかし，患者は錠剤の服用よりは脱毛部分にその薬物を塗布することを強く希望したので，医師の許可を得た上で，錠剤から有効成分を抽出し，軟膏に剤型変更して患者に渡した。患者はしばらく使用したが，目立った効果が出ないので，より純粋な薬物の軟膏剤を依頼した。今回もまた医師に相談した結果，今度は薬物の注射製剤を取り寄せ，液剤から溶媒で原薬を抽出し，軟膏製剤にした。患者は現在それを使用しているとかであった。

　注射製剤から軟膏剤への変更価格は結構高価とかであった。既製の注射製

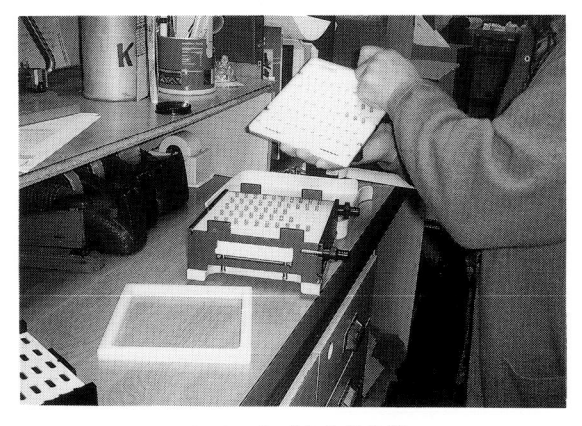

24-2　カプセル封入機

剤から，原薬を抽出し，別な剤型に変更するのは法律的には合法らしいが，compounding薬剤師による種々の薬物の剤型変更に関して米国薬物食品局（FDA）は目下検討中とか聞いた。

　この抽出操作であるが，一般の薬剤師が薬局内で簡単に抽出出来るのだろうかと思った。カプセル製剤の作製器具も見せて頂き，使用方法をデモされた。カプセルのサイズに応じて器具がいくつかあり，1度に100〜200個のカプセルに薬物が封入されるようであった。見ていると，まるで子供の玩具のように感じられた。

　筆者は子供のころ九州佐賀の片田舎に住んでいたが，物心がついた頃より工作が好きで，裏山から二股になった木を取ってきてゴム銃を作ったり，竹でひごを作って小鳥箱を作製したり，糸鋸で板に穴を開けて玩具を作って遊んだ。長じて，院生になっても色々と実験器具を作った。組織標本の乾燥器を作製するために，秋葉原に何度も出掛けたこともある。驚いたことに40年も経つのに，本郷の研究室にはまだその乾燥器が置いてあり，後輩が使用しているようであった。

　また動物にストレスを負荷する装置，といっても金網で箱を作り内部を若干工夫しただけの物だが，を考案し論文を書いた。当時は大学の研究室から特許を申請するという風潮は全くなく，寸法などを詳細に書いた論文を発表した。暫くして，その装置は近くの医療器具業者により商品化され，現在でも市販されている。玩具はもっぱら自分で作った筆者には，カプセル封入器のような物を見るのは嬉しい。時間があったら自分でもその器具を使用して，カプセル製剤を作製したいが，「はまりこみ」そうであった。万一compounding薬剤師になっていたら，顧客から調剤を依頼されても，職業というよりも，楽しみながら薬を調製しているような気がする。器具を使って薬をつくる−それも，きちんと規格された綺麗な薬をつくる−compounding薬剤師の仕事は，手仕事が好きで，すこし美的感覚のある人には最高の職業ではないかと思った。

　棚にはサイズの異なるゼラチンカプセルが沢山置いてあった。チン氏も大学では普通の薬剤師となるために勉強したが，compoundingに関してはテキサス州のヒューストンにあるCompounding専門センター（Professional Compounding Center of America, Inc., 以下PCCAと略）に短期間（1週間程度）通って講習を受けたとかであった。そこで講習を受け，会員になると以後

compounding薬局で実務を行う時，種々の情報および特典を受けられること，また必要な薬物，器具の購入が割引されるとかであった。会員ならびにcompoundingに関心のある薬剤師に最新の情報を届けるために雑誌が発行されており，誌名はInternational Journal of Pharmaceutical Compoundingであった。チン氏に一冊を頂いたので，帰国後その雑誌を開くと，現在米国で隆盛を始めたような感のあるcompounding薬局の目的，実務などが手に取るようにわかった。なお，この雑誌も，1998年で第2巻が発行されているので，5年前くらいに創刊されたようだ。機関誌の発行からもわかるように，このcompounding薬局という世界は急浮上し，ジャイアンツステップを踏み出したようだ。

　まず，薬物であるが，compoundingに当たって，化学薬品そのものを原材料にするので，一般の試薬会社から購入するのかと思った。米国にはシグマ，アルドリッチなど有名な試薬専門の会社がある。しかし，雑誌の広告によるとcompoundingに使用する原薬は特定の企業が作製し，販売していることが判った。某試薬会社では，約2,000種の薬物を有し，USP標準の薬物の販売が可であった。薬品の中には，アルブテノール硫酸塩，モルヒネ硫酸塩，ハイドロコーチゾン，プロスタグランジンE1，コンドロイチン硫酸塩，エストリオールなどがあった。また溶媒として，局所用，坐剤用，懸濁液，シロップの供給も広告に掲載されていた。したがって，これらを常時手元に置けば，いつでもcompounding薬局は開店できることになる。

　まず，PCCAのモットーは，The right mixという言葉に集約されるようだ。理念であるが，1人の患者，1人の医師，1人の薬剤師の3者の要求に奉仕するとある。つまり個別治療のためのcompoundingであると謳っている。実務としては，いまだ製剤化されていない化学薬品の薬への調製指導のようだ。現在全米で約1,000人いるというcompounding薬剤師にインターネットで情報を提供するか，あるいは電話質問を受け付ける。PCCAには，15人の薬剤師とPh.D.が常時スタンバイしており，質問に対して適切な指示を出すようだ。1日平均400回の電話による問い合わせがあるとか。仮にPh.D.氏が5人勤務しているとすれば，全員で20人となるので，1人が1日約20人の会員と応対し，素早く，適切に指導することになる。連絡してくる会員の中には重症な患者や，緊急の処置を必要とする患者を担当する薬剤師もいる可能性があるので，悠長な対応はできないであろう。速やかな解決策にはかなりの経験と調剤全般に関わる知識，最重要なのは多分，物理化学的知識が必要であ

ろう。一度，そのセンターで，質疑応答を横でお聞きしたいと思っている。

　さて，今回の冒頭に紹介したわが薬剤師アイキイが使用した「ほれぐすり」とは，一体何だったのだろうか。O・ヘンリーは「最後の一葉」で有名だが，この短編も読者諸氏の一読を是非お勧めしたい。

## 25. バークレイのcompound薬剤師

　前章でお勧めしたO・ヘンリーの小説,「アイキイの惚れぐすり」読まれましたか？「惚れぐすり」は媚薬のヨヒンビンなどではなくモルヒネでしたね。面白い結末でしたが, わが敬愛するアイキイ先生, 失恋して可哀想でした。ヨヒンビンといえば, 以前ハワイの学会に参加した時, ワイキキ通りの化粧品店で, ヨヒンビンの錠剤の入った瓶を見つけた。常日頃このような薬物は, 男性用とばかり思っていたが, 女性専用（for female）と書いてあったので, なにやら妙な気がした。写真を撮って, 講義の余談のためにと思ったが, あいにくカメラを持参してなく残念だった。ラベルには主要な内容物としてヨヒンビンと朝鮮人参が記載してあった。

　さて, 学会も終了したので, チン氏の案内で, 現在バークレイでcompounding薬局を盛大に開業しておられる友人の薬局を訪問した。サンフランシスコの街から車で約40分の所にあったが, 途中金門橋を渡ったので, 美しい海の景色を眺めることができた。映画「卒業」で, 主人公が赤いオープンカーに乗り, 恋人（バークレイ校の院生）を追って何度も橋の上を往来したシーンを想い出した。薬局は住宅街の一角にある3階建ての建物内にあり, Telegraph Medical Centerと看板が出ていた。待合室から薬局内部まで含めるとかなり広い面積であった。まず, チン氏に友人のジョン・ガルシア氏を紹介して頂いた。名刺には, お名前の横に化学者/薬剤師と書かれてあった。また名前の下に,「Specialist in the art and science of pharmacy compounding」ともあった。薬局では3人の薬剤師と, 4人のテクニシャンが勤務され, みなさん忙しそうに働いておられた。薬局を開業して30年, compoundingを主業務に変更して10年, 地域でしっかりと活躍されている様子であった。

　まず, このcompounding薬局の定義であるが, パンフレットには,「個々の患者とその要望にそった薬物の調整であり, 商品化された薬物では十分な効果が期待できず, 多剤併用や剤型変更の要がある場合にcompoundingが有用となる」とあった。要するに, 経口投与が出来ない場合, 味が悪い場合, 色素や保存薬に患者が耐えられない場合に剤型を変更し, また用量の増減を計るようだ。薬物治療における微調製といった感じを受けた。

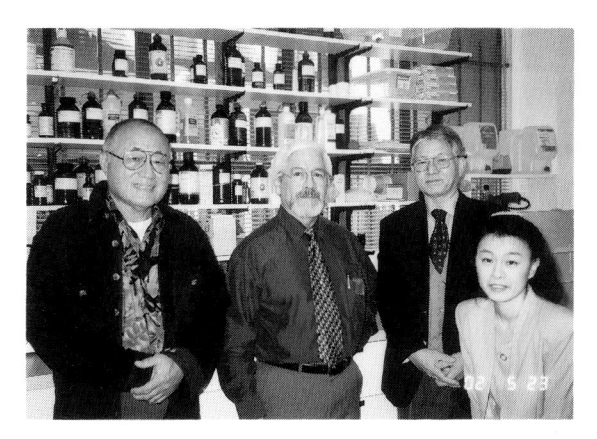

25-1 ガルシア薬剤師（中央）とチン薬剤師（左端）

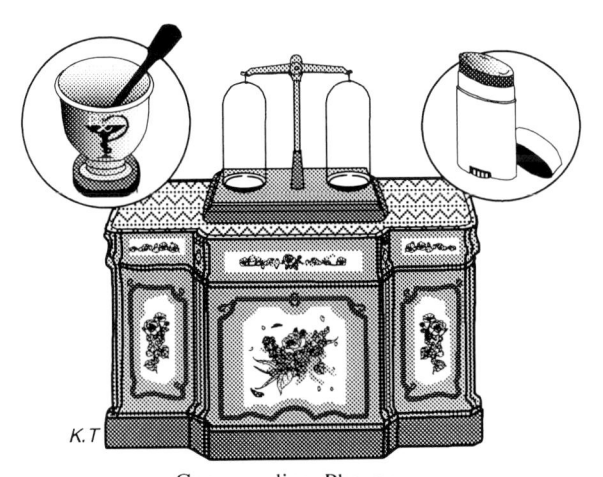

Compounding Pharmacy

　人および動物の各種疾患に対する薬物を処方していること，一般の処方せんも受け付けているが，数は少ないことを説明された。
　薬局というと当然患者専門と思っていたが，ここではペット用の薬も人と一緒の部屋で，compoundingしていると聞いて驚いた。たしかに，動物も病気をすれば，その治療のために薬はいるが，動物の薬に関しては獣医さんが処方，調剤されているのかと思っていた。
　同じ薬剤師が，ある時はハリー・キャラハンの処方せんを，次はイヌのラ

ッシーの処方せんを扱うのであろうか。この辺はミスの発生を考えると一寸筆者の理解を越えるが，大丈夫なのだろう。

以前，米国M製薬企業の社員が来室され，レース前の緊張から競走馬が胃潰瘍になる場合があり，その治療薬を探しておられた。人の薬が使用できないのは，厩舎で勤務する人がうっかり馬用の薬物を飲む可能性があるとかで，馬専用の薬が欲しいとのことであった。この問答があったので，人も動物も一緒の薬局で調剤すると聞いて，すこし違和感をもったのである。

compoundingでは，一つの薬物でも可成りの数の作製方法があり，患者または動物の体質に応じてきめ細かく調剤できるとかであった。

パンフレットを見ると，ホルモン代替療法（合成ホルモンの混合，多用な服用方法），痛みの制御療法（モルヒネ，モルヒネ＋デキストロメトルファン，フェンタニル，ブピバカインなどの髄膜内投与製剤）がこの薬局の主業務のようであった。ガルシア氏はこの二つの分野での学問的造詣が深いのであろう。実務的には十分に整備されており，ルーチンな調剤は問題ないとして，新規な薬物のcompoundingに関しては，まず薬局の真ん中に設置されたパソコンを介して，ヒューストンのcompounding本部のデータ・ベースから情報を得ると言っていた。

例として，アスピリンの注射液の調製法に関しての情報欄にアクセスすると，およそ30種類の調製法が瞬時に画面に例示された。この中から適当な処方例を選び，後はマニュアル通りにアスピリンを秤量し，無菌室で注射製剤に溶解すれば完成である。部屋の角には中規模の無菌室があり，そこで注射製剤が作製されるようであった。化学薬品を秤量して，軟膏なり，錠剤なり，注射薬に調整するならば，ガルシア氏の名刺にあった化学者の意味が理解できた。筆者が学生時代に漠然とではあるが考えていた薬剤師像がそこにあった。

痛みの制御に関してある記事が掲載されていた。近年モルヒネ治療の安全性が理解され始め，癌の痛み止めに頻繁に使用され始めているが，癌以外の痛みにも使用が可能であると書かれていた。長期使用でも，耐性，依存性，臓器障害もほとんどなく，慎重に使用すれば，その効果はきわめて大きいとあった。保守的な医師のモルヒネアレルギーに対して，薬剤師はもっと資料を医師に提示，その安全性，有用性をアピールすべきであると締めくくっていた。モルヒネの耐性を軽減するために，デキストロメトルファンの併用効果も，薬理学的に詳しく説明してあった。

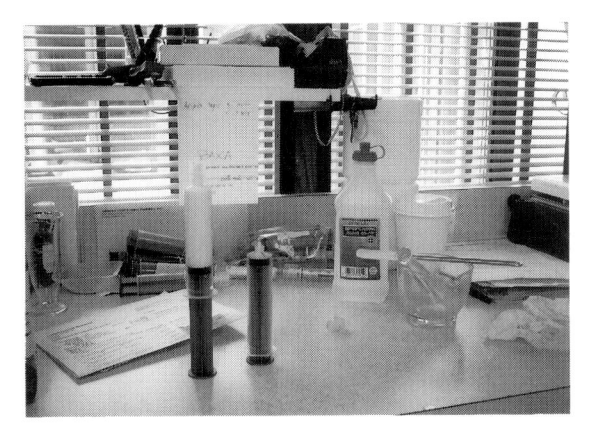

25-2　クリーム剤のコンパウンディング中

　沢山の薬物のcompoundingは大変な作業であり，物理化学的知識は不可欠であろうが，本部とインターネットや電話でつながっている限りは，保険にでも入ったようなことで，業務は非常に楽かなと思った。つまり，送られてきた処方をテクニシャンに正確に指示すればよいことになる。
　以前報告したが，ドイツの病院薬剤部では，物理化学的知識が一番重要であると言われたが，米国のような膨大なデータ・ベースを持った本部が設置されていないからではなかろうか。
　ドイツの病院薬剤部に勤務する薬剤師がこのシステムを見学したら，どのような感想を持たれるだろうか。調剤するテクニシャンも，技術的にはその薬局で十分に訓練されているようで，あるテクニシャンは連結した二つのプラスチック製の注射筒を交互に押しながら，時間を掛けてゆっくりとクリーム製剤を調製中であった。にこやかな笑顔で挨拶して頂いたので，いろいろとお聞きしたかったが，勤務時間に影響を与えては拙いので遠慮した。要するに，compounding薬局を開業しようと思えば，まずヒューストンの専門学校の講習会に参加して，ある程度の予備知識を得て，試薬問屋から薬物の原末を仕入れて，テクニシャンに調剤を教え，あとは本部と連絡をとれば営業開始となる。
　とは言え，物事は何事もそう簡単ではない。頂いた雑誌をみていると，面白い記事があった。compoundingもあくまで一定のマニュアルに沿って薬の調剤を行うが，調剤する人により薬の濃度が変わるようだ。筆者の研究室で

も，イン・ビトロで薬物の効果をみるために，まず標準薬の検量線をひく事がある。しかし，同じ薬物を同量秤量し，溶解し，検量線をひいても，実験者の間では差がでる。その雑誌では，ノースカロライナ薬科大学の学生100人にジフェンヒドラミンのcompoundingを実施してもらい，調製品の内容物を定量した結果，最大誤差は±10％であったと報告されていた。やはり人の手である。この誤差を最小にするためには時間を掛けた訓練しかないと結論していた。患者個別への適切な効果を考えると，常に同じ濃度の薬を調剤し，その結果をみて量の上げ下げを実施することは言うまでもなかろう。この点では，一般薬局で渡される製薬企業製造による一錠中の薬の量の正確さには及ばないかもしれないが，薬剤師としては腕の見せどころで，プロ意識が強く働くのではなかろうか。

　帰途，再び金門橋を渡りながら，米国の薬局も徐々に変化しつつある事を感じた。ちなみに，compounding薬局の利益に関してもお聞きしたが，普通の薬局の二倍の収入とかであった。単に既製の薬を渡すのに比べると，薬の原末は安価に購入できるが，薬剤師の調剤技術，労力の面から料金が割高になるのは頷ける。チン氏も今後場所を移して，本格的にcompounding薬剤師として活躍する予定とかお聞きした。
　現在，米国では各製薬企業の系列会社によるメイル・オーダーが盛況となっており，一般の薬局経営は困難な時期を迎え始めていると仄聞している。薬物のメイル・オーダーは，いかにも米国らしく，ファクスの利用と配送のスピードから，きわめて合理的で今後発展しそうな雰囲気である。
　このような情勢下に，compounding薬局のように薬剤師が実際に腕を振るうことができる仕事が注目され，繁栄し始めているのかもしれない。変化が進化の方向ではなく，100年前の「ブルーライト薬局」の世界に回帰しているような気もした。歴史は繰り返すというが，薬剤師の世界でも，また「労力を節約する現代薬学の調剤法を思い切り軽蔑」するような業務が復活し始めたのかもしれない。

　薬剤師の世界が変わりつつある時に，米国の薬学部や薬科大学ではどのような教育で対応をしているのであろうかと思った。先述したが，ノースカロライナ薬科大学では，履修科目のなかでもcompoundingに力を注いでいるようだが，他大学ではどうであろうか。

現在米国の薬大の主要な目的はPharm.D.の育成と聞くので，医療薬学のエキスパートは増加するであろうが，卒業生が将来compounding薬剤師としても活躍できるカリキュラムも組まれているのだろうか。薬大を卒業して薬剤師の免許をとり，その後ヒューストンのcompounding専門学校で講習を受けるというのは，薬大の教師としてはなんとも腑に落ちない。大学時代臨床薬学系の講義とともに，乳鉢と乳棒でcompounding技術も徹底的に教え，学期ごとにその実力を試験で問うべきではなかろうか。学生時代，時間を掛け，修練を積んでおかないとテクニシャンの指導も十分には出来ず，またアイキイのように，「薬に関する神秘的な知識・技術」で尊敬されることもなかろう。

　テーラーメイド医療の時代が始まろうとしている今，わが国でもcompound薬剤師が活躍するような薬局が地域に数カ所あってもよさそうに思う。規格品を手渡すだけの薬剤師の姿を見ていると，どこかにアイキイの姿を探したくなるのは，時代錯誤であろうか。

　今回お会いしたガルシア氏は，多忙の中にも笑顔で応対していただいた。薬に関する知識は非常に豊富であられたが，背筋はシャンとして，知識でしなるような体型ではなかった。またいつかお訪ねして，実際の調剤風景も拝見したいものだと思った。ちなみに，O・ヘンリーは若い頃薬局で働き，また3年余に亘る刑務所での服役中は，所内の薬局で薬剤師のような仕事に従事し，薬局事情には精通していたようである。

備考：「アイキイの惚れぐすり」のなかに，乳鉢で安息香をつぶしている様子が書かれていた。薬理学の教師をしながら，残念ながらその用途を知らなかった。O・ヘンリーに笑われそうなので参考書を開くと，以下のような説明があった。安息香（ベンゾイン）は，スマトラ産のスチラックス・ベンゾインなどの樹皮からとれる芳香性樹脂である。その樹脂から安息香酸がとれる。安息香はかっては米国薬局方に収載され，普通アルコールに溶解して，チンキ剤として子供のクループ性炎（急性喉頭炎），咳（含空咳）や気管支炎のような病気に内服，また去痰薬としても使用されたようだ。現在はその薬効に対する疑念から米国の局方収載から除外されている（「世界を変えた薬用植物」，ノーマン・テイラー著，難波恒雄，洋子訳，創元社）。

## 26. 草裡の東瓜　暗に長ず

　余の意のままにならむもの「鴨の水と叡山の僧」，と歴代の天皇を悩ませた水も今は氾濫することもなく，また僧も京の都で暴れることもない。筆者は鴨川の近くに住み，鴨川と比叡山を毎日のように眺めているが，山紫水明の地として，平安人士がこの地に都をおいた意味が納得できる。

　以前，秋になると教室員とともに，叡山にでかけ，鐘をつき，根本中堂や文殊堂などを見学した。平安の昔から，この山はわが国の学問のメッカであり，後世に名を残す多くの俊才が輩出している。その人達の肖像画が堂の壁に飾ってある。

　根本中堂の廊下の壁には，「一隅を照らさば，これ即ち国の宝なり」と大きく墨書された板がかけてある。最澄（766-822）の言葉で，叡山に出かけるたびにこの言葉の前でしばらく佇んでいる。この言葉をかりて，学期の終了時には「一隅を照らす薬剤師，これ即ち国宝なり」と言っている。山科には，毘沙門堂という名刹があるが，その宝物のひとつに，最澄の直筆の書があり，上記の言葉が記載してある。

　さて，ある夏ハワイに出かけた時，沓内氏の友人が薬局を開かれていることをお聞きしたので，紹介して頂いた。氏の運転する車で，まずホノルルの町から観光スポットの一つであるヌアヌパリに寄り，谷間から吹き上げる風を楽しんだ。そこは，カメハメハ大王がハワイを統一した時の最後の激戦地で，断崖絶壁の上から遙か彼方に今から出掛ける町と海が鳥瞰できた。

　その後，山越えでカネオエ（Kaneohe）という海軍基地の近くの町に出かけた。1時間くらい要して町に着いたが，小さな町で住宅も疎らで，住宅の合間に蒼い海が拡がっていた。約10～15店舗からなるショッピングセンターの駐車場に車を停め，ドラッグストアーと看板のあるお店に入った。かなり年輩の日系二世であるウラシマご夫妻に紹介して頂いた。日焼けされたお顔はまさに日本人であったが，日本語はほとんど話されず，会話はもっぱら英語であった。奥様は日常雑貨を販売され，ご主人が薬局業務に専念されていた。

　お店に着いたのが昼近くであったせいか，お客さんが次々に訪ねてこられ

たので，処方の合間にあれこれとお話をして頂いた。横で拝見していると，慣れた手つきで処方せんを素早く捌いておられた。顧客との会話も穏やかで，丁寧に説明されていた。ネブラスカ州のクレイトン大学，オマハ薬科大学を卒業され，しばらくは製薬企業の営業関係の仕事をされておられたが，故郷のハワイに戻られ，薬局を開業されたようだ。

沓内氏の話では，開局30年余が経ち，その人柄を評価され，ハワイの薬剤師会の会長をはじめ，各種の委員の経験者であった。お店は節電のためか全体として暗く，ワイキキの海岸通りや，ホノルルの大きなスーパー内にあるお店と違って，失礼ながら内装が立派とは言えないような薬局であった。その後，近くのレストランで食事をしたが，このショッピングセンター全体が，建設後かなりの歳月が経っており，潮風のせいか，通路の手すりの金具もすこし錆びていた。米国の薬剤師が尊敬されている理由をお聞きしたら，「ギャラップの調査と思いますが，多分患者に処方された薬について詳しく説明するからでしょう」，と照れくさそうに笑っておられた。「含羞」という言葉を思いだした。わずかな時間であったが，ウラシマ薬剤師のもつ暖かい雰囲気から，世論調査を待つまでもなく薬を必要とする近隣の人々から尊敬され，頼りにされ，また安心感を与えるであろう－ことが納得できた。人から尊敬されると言うことは，やはり周りの人々を理解し，思いやりをもち，そして心からの奉仕が出来るからであろう。

薬剤師という職業は崇高な使命を平凡な日常生活の中で十分に発揮できる立派な職業の一つであると改めて実感できた。知人との会話を横でお伺いしていると，「もう歳なので，そろそろこの店を売却して，引退し，余生を楽しみたい」と言われていた。その後は，この周辺地域でなにかボランティア活動をされる予定とかであった。すでに，新聞などに広告を出しているが，問い合わせがなく弱っているとかであった。

引退を決心した理由は，単に年齢だけでなく，子息の業務の発展を知って，時代の変化を痛感されたようにも聞こえた。子息はワシントン州立大学薬学部を卒業後，Merck製薬系列のMerck Medco会社（本社ラスベガス）の品質保証部門に勤務，約300人の薬剤師（常勤180人とパート110人）の上司として，メイルオーダー関係の仕事をされていた。その会社に処方せんをファックスで送ると，米国内どこへでも2，3日以内に薬物が配送されるため，わざわざ薬局まで出掛ける必要がない。とくに，月単位の処方が出される薬では，この制度がかなり利用され，将来この制度がフル稼働すると町の薬局

の存在意義が大幅に減少するとの予感を持たれたようだ。最近ウラシマ氏からお聞きしたが、その会社は、現在はMerck社から完全に独立し、子息は15年間の勤務後、今はネバダ州リノの病院で臨床薬剤師として活躍されておられる。またメイルオーダー社では、1時間に9,000枚、1週間に95万枚の処方せんを取り扱い、内容も幅広く、麻薬からcompound製剤が必要とされる皮膚用薬物も含まれている。これだけの数の処方せんを短時間で、また正確に処理するには、大型のロボットを駆使し、テクニシャンによるコンピュータへの入力、薬物の収集、最後に薬剤師が、監査しているのであろう。それにしても、膨大な数の処方がメイルオーダーで、顧客の許へ届けられているものだ。もっとも、compound製剤に関しては、ロボットの使用は不可と思うから、少し時間がかかるだろうが、ベテランのテクニシャンが待機して製剤化を実施しているのであろう。ヒューストンのcompound専門センターとも、連絡は密に取れているのかもしれない。また、仄聞するところでは、最近はメイルオーダー制度とともに、大資本を有するチエーン店（Dominant chain drug store）が隆盛で、個人薬局は減少しつつあるとかであった。

Father time caught up with me, I am finished.
（チャンピオン戦で、敗退した時のモハメッド・アリの言葉。とうとう親父の年になってしまった。もうおわりだ）

ウラシマ薬剤師の場合、Son time caught up with me, I am finished.の心境にでもなられたのかもしれない。ハワイには、compound薬局はまだ一軒もないようだ。その後、沓内氏からその薬局はカリフォルニアの若い薬剤師夫妻に無事売却されたとお聞きした。この新しく来られる薬剤師もまたあの地域で、前任者のように尊敬されれば良いと思った。

この日系の薬剤師の生きざまを考えていると、ニューヨークのアイキイ薬剤師が思い出された。その豊かな知識と調剤技術に対して地域の人から尊敬されているわがアイキイ。ウラシマ薬剤師も、ブルーハワイ薬局？　で、アイキイと同じように尊敬されているようだった。O・ヘンリー描く、薬剤師アイキイの顔の表情に関する記載はないが、小説を読む限りでは、心の優しさとはべつに顔の表情はやや乏しいように感じる。多分もう少し顔の表情が豊かであったならば、恋するロージイのハートを獲得できたであろう。ウラシマ薬剤師の顔の表情は、初対面の顧客にも親しみと、安心感を与えるくら

い優しかった。海外の薬剤師に会えたことも嬉しかったが，別の職業に従事されていても，この人ならば，是非知己になりたいと思うような人であった。「一隅を照らす薬剤師，これ国宝なり」という言葉が思い出され，胸中で合掌したい思いに駆られた。

昼食後外へ出ると，駐車場の片隅にワゴン車が止まっており，横の扉が開き，台の上に果物や野菜類が並べてあった。紅く熟れたマンゴがあったので，数個購入した。ハワイでの楽しみの一つは，好きなマンゴが豊富にあることだ。沓内氏によると，青いマンゴが最高で，以前取れたての大きな青いマンゴを幾つか頂き，その美味に納得した。

さて，表題の言葉を説明しよう。この言葉は，中国の明代の儒者，洪自誠の著書「菜根譚」にある言葉で，自然の摂理として記載されてきる。「草裡」はソウリと読み，草の葉の下（または裏側）と解釈するようだ。「東瓜」はトウカと読み，うり科の植物（カボチャ類？）とか。意味するところは，その辺の草むらをかき分けると，中に見事に成熟したカボチャの実がついている。ほとんど陽が当たらぬ葉陰の暗い所で，人目を引くこともないがドッシリと成育している。人もこのカボチャのように，少々陽の当たらぬ場所（時）

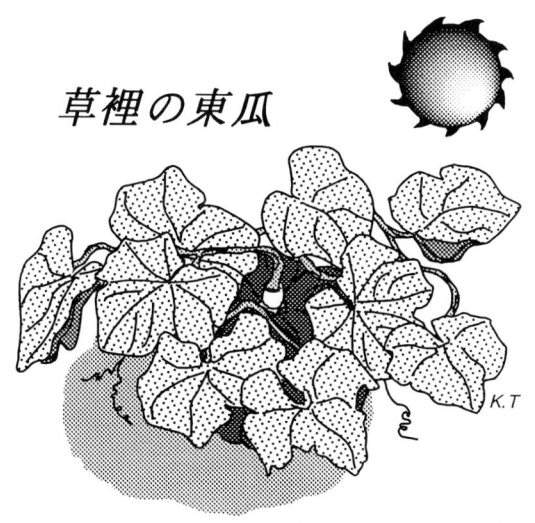

**草裡の東瓜**

**Silent pumpkin**

草裡の東瓜　暗に長ず

にあっても，愚痴などこぼさず，逞しく堂々と生きてゆけ－という箴言とも解釈できる。

　学生の卒業時や結婚式などでのスピーチで話すこともあるし，色紙にも書いている。筆者が子供の頃同じようなことを経験した。当時は戦時中で，一家の食料の確保のために母が農家から畑を少し借りて，あれこれ野菜類を植えていた。収穫の時期になると母や兄の後に付いて，トマトや茄子をもいで回った。茂った葉の上から見ただけでは，小さい実のように思えたが，葉を除けると意外に大きく真っ赤なトマトや，両手に余るほどの茄子が現れた。その見事さには子供心にも思わず「でっかい！」と感嘆したものだ。

　一般の職業に比較しても，あるいは医療界でも医師の仕事に比較しても，薬剤師の仕事は決して華やかなものではないし，むしろ草裡に隠れているカボチャに似ているのかもしれない。史記にもある「桃李言わずして，下自ら蹊を成す」。この言葉のモデルとなった人物は李広将軍で，普段は至って無口で，人柄も木訥であったが，部下の将兵には限りない愛情を注いでいたようだ。陽はあたらずとも，「暗に長ず」れば，いつの日かわが国においても，薬剤師はもっとも尊敬される職業人と評価されるようになると思う。世界最大のリゾート地として賑わうハワイの中心地から離れ，およそ観光客が訪れることもないかなり辺鄙な町で，地域の人達のために黙々と働いておられたウラシマ薬剤師の姿が今でも懐かしく目に浮かぶ。

　帰国後，沓内氏にウラシマ氏の薬局への訪問の印象を「草裡の東瓜，暗に長ず」のような方ですね，と書き送った。頂いた返書には草裡の東瓜は「サイレント・パンプキン」と翻訳してあった。実に見事な翻訳で，洪自誠が聞いたら謝々と感心されるような気がした。

　ホノルルに戻り，帰国まで2，3日暇があったので，ある夕方，大きなスーパーマーケット内にある薬局に立ち寄った。内装は白で統一され，かなりの数の薬物が棚に配置され，明るくまた透明感をあたえる薬局という感じであった。お客も少なさそうなので薬剤師に声を掛けた。まだ30歳前後の女性であった。筆者の質問には，有る程度丁寧に答えて頂いたが，どこか事務的であり，初めから終わりまで笑顔が見られなかった。

　顧客が処方せんを持って来たので薬を渡されたが，説明をされなかった。理由を聞くと「薬の補充のみだから説明不要。」と言われた。

OTCを買っていた人達との会話でもほとんど無表情であった。笑顔だともっと素敵な人になりそうなのに，と一寸残念であった。薬局にあるべきものは，薬はもちろんであるが，それ以上の価値がありそうなのが，薬剤師（または海外ではテクニシャンも含めて）の笑顔であり，明るさであり，また親切であり，誠実な応対と思う。

「微笑は，他人に我が身をかえりみて安堵させ，すべてのものが微笑のまわりに落ちつく。幸福な人が，『全てが自分に微笑みかけた』というのも，もっともなことだ，見知らぬ他人の苦痛も微笑でいやしてやることができる」
アラン（哲学者）

　以前野球の王貞治選手（現監督）が体調を崩して，医師である兄に診断して貰ったとか。その時，王選手に対する兄の言葉が少し乱暴であったようで，「病気の時くらいは弟にも優しい声を掛けて欲しかった」と述べておられた。この話は大分前に聞いたが，今でもこころに残っている。

## おわりに

　海外の学会や国際シンポジウム，あるいは講習会などに参加した際に訪ねた薬学部，その教育風景，薬物博物館，薬局での薬剤師の活躍ぶりを紹介した。群盲象を撫でる程度の記事であり，また英語に堪能というわけでもないので，聞き違えている点もあるかもしれない。まだ訪ねていない国が多く，また訪問しても薬剤師との会話が出来なかった国もある。ロシアのサンクト・ペテルスブルグで開催された学会に参加したとき，大学構内には入ったものの，出会う人とは英語が通ぜず，薬学部の所在すら不明で，残念ながら関係者と会う機会を逸した。

　繁華街のネフスキー通りを歩いていると，警察官の誰何を受け，連れの院生とともに警察署まで連行された。狭い取り調べ室で身体検査と尋問を受けた。パスポートをホテルのフロントに預け，その時持参していなかったのが，印象を悪くしたようであった。筆者が尋問を受けている間，連れの院生は柵のついた檻の中で待たされ，「非常に恐かった」とは釈放（？）後の言葉であった。ぼんやり「ロシアで昼寝」をしていたら「悪夢」を見てしまったという感じであった。

　とまれ，最近パブロフ研究所の研究員の知己を得たので，次回ロシアに出かける時は，通訳をお願いして，薬学部を訪問しようと思っている。

　ロシアからの帰途，フィンランドのヘルシンキに寄った。町の薬局を外から覗いたら，内部は銀行のような感じで，接客用のブースが5～6個あり，薬類は全く見当たらなかった。しかし，客が処方せんを薬剤師に渡すと，薬剤師は背後の大きなキャビネットを開け，処方された薬を取り出していた。つまり，薬は常に店頭に展示してなく，普段は格納されていることが判った。

　ポルトガルのリスボンで開催された国際シンポジウムに参加した時，コインブラの薬局を訪ねたが，薬剤師の言葉が全く理解できず，残念であった。薬物博物館にでもあるような陶器製の薬瓶が壁一杯に置いてあった。

　メキシコでは，モレリアという地方の静かな町で開催された国際シンポジウムに参加した。会の合間に町の薬局を訪ねた際，若い女性薬剤師（スペイン＋インディオ系）がおられ，すこしお話ができた。メキシコでは，医学部，歯学部，薬学部へは希望者は全員入学でき，受験制度はないとか。もっとも，

いずれの学部を選んで資格をとっても，高給をとるという職業ではないとお聞きした。

　ベネズエラのカラカスで開かれた学会に参加した時はクーデターが発生した後で，政情がかなり緊迫していた。会場は，カリブ海に面したホテルであったが，ホテルの受付や近所の人々の顔にも笑顔が全くなかった。首都のカラカスまで出かけ，市内観光をしたが，出会った人達とはほとんど英語が通じないことがわかり，薬局には寄らなかった。夕刻になり，ホテルに帰るバスの発着所が判らず，難儀したことを思い出す。

　「赤毛のアン」で有名なプリンス・エドワード島へ出かけた時，町に薬局があったが，生憎と閉店しており，外から覗いただけであった。

　今回の訪問記を要約すると，世界の薬学教育，薬剤師の職能，必要な人数は流動的であり，ロボットなどの最新鋭機械を利用しながらの進展もあれば，一方では古き時代への回帰の徴候（たとえばcompound薬局の復興）もあることが判明した。特に，コンピュータの発達とともに，調剤用に機器も年々改良され，処方せん薬調製の迅速さ，的確さが上昇し，薬剤部や薬局でのミスは大幅に減少することが予測された。

　医療薬学が発展し，薬剤師の専門化が起きている国もあれば，薬学の原点ともいうべき，物理・化学を基盤とした薬剤師教育が盛んな国もあった。

　新薬の開発を指向している国もあれば，薬の管理業務の教育に徹している国もあった。

　各国の歴史，国情を反映して，薬学教育も異なり，学生の試験では口頭試問が重視されていることが判明した。しかし，薬を扱う薬剤師の基本精神はどの国でも同じで，筆者には崇高な職業に誠実に従事されている事がわかり，感動した。今回はもっぱら「西方見聞録」になったが，次回はマルコ・ポーロのようにアジア諸国を訪ね，「東方見聞録」を書ければと思っている。

　本書の原稿を書き終わった時，新聞の第一面に「薬剤師教育6年制へ」という記事が載った。文部科学省と厚生労働省が合意に達し，年限延長の方針が打ち出された。これまで，20年余に亘り薬学の修業年限についての議論が続いてきた。最近になり，国公立大学，私立薬科大学はそれぞれ独自のコアカリキュラムを作成し，対応した教科書も発行される予定と聞く。医療薬学の充実を目標に，わが国の薬学の教育制度，内容が大きく変革を遂げようと

している。

　筆者の専門である薬理学だけをみても，4年制の現状の時間内では満足できる教育はとても出来ない。筆者が学生であった40年以上も前と同じ年限と時間割で，この急速に発展，成熟してきた薬理学を教えているのである。沢山の薬が開発され，薬物受容体の実体が解明され，サブタイプまで明白になりつつある。

　講義では，学生達が消化不良気味とは知りつつも，カリキュラムの都合で先へ進まなくてはならない。年限が延長されれば，一つの疾患に対する薬物とその作用機序の解説に十分の時間がとれるであろう。そうすれば，学生諸君の理解は進み，また教師の講義に対する準備時間も大幅に増え，充実した講義が出来るはずである。6年制になることにより，教えられる方にも，また教える方にも「ゆとり」が出，わが国の薬剤師教育も進展し，欧米諸国に優るとも劣らぬ優秀な薬剤師を社会に送り出すことが可能であろう。

　問題は，学部4年後の2年間のカリキュラムにあろう。筆者の考えでは，医療薬学専攻課程の学生は，学部4年間の実習で学んだ技術を忘れ（脇に置くの意），続く2年間で薬に関する情報，管理，服薬指導，薬の経済学など，より高度の学問を徹底的に習得すべきであろう。そして医師および患者との距離を極力せばめ，薬の服用から派生するあらゆる危険を未然に防ぐシステムの確立などの学習に励むべきことが期待される。

　今後，介護保険にまで広がる医療チームの一員としての人間性の陶冶，すなわち，他者を思いやることの出来る余裕や，患者の自宅に伺う時に必要な常識・礼儀などを身につける時間であろう。そこで初めて，「手に職」を有する職業から，米国のように「手に職を有さない」分野で活躍できる薬剤師が誕生すると思われる。一方，わが国のお家芸ともいえる薬学研究の教育，特に創薬者への道は，この100年余の歳月の下，盤石に確立されていると考えられる。また，新制度における教育時間の配分は，関係者により鋭意検討されているので，ここでは触れない。新しい薬科大学，薬学部が設立され，独自の理念の下に教育が開始されている。数年後にはかなりの数の薬剤師が社会に巣立つことになろう。既存の大学および新設校ともに，新しい教育制度の下で充実，発展することを願いながら筆を措く。

「伏すこと久しきは，飛ぶこと必ず高く，開くこと先なるは，謝すること独り早し」　洪自誠

本書は，南山堂発行月刊誌「薬局」（平成12年3月～14年12月号）に連載した記事に，若干の文章を追加，改訂したものである。本原稿を校正して頂いた教室の助手，天ヶ瀬紀久子さん，西川浩平氏（元武田薬品工業研究所勤務），松尾茂氏（元藤沢薬品勤務）およびカットを描いて頂いた寺田恭子さんに記して謝意を表します。

**参考文献**

1) 石坂哲夫「くすりの歴史」日本評論社（1979）
2) 根本曾代子「日本の薬学」南山堂（1981）
3) ジェームス・オルムステド（黒島晨汎訳）「クロード・ベルナール」文光堂（1987）
4) 村田敏郎、沢村良二「薬学概論」南山堂（2000）
5) 山川浩司「国際薬学史」南江堂（2000）
6) 中村　健「日米欧の薬局と薬剤師」じほう（2001）
7) 山口　勇「新薬創製のためのホームラン打法」新興医学出版社（2001）
8) 岡村　昇「カリフォルニア大学薬学部に留学して」ファルマシア37：823-4（2001）
9) ドナルドT・キシ「クリニカルファーマシーとファーマシューティカルケアを越える試み」ファルマシア37：1031-5（2001）
10) 山本展裕「薬剤師需給の予測に関する研究」ファルマシア37：1027（2001）
11) 市川　厚「ドイツ薬学大会に出席して」ファルマシア38：69（2002）
12) 古川　明「医学と薬学のシンボル」医歯薬出版社（2002）
13) 小澤光一郎「欧米における薬学教育の現状」ファルマシア38：675-9（2002）
14) トーマス・ハルトマン「ドイツにおける薬生物学」ファルマシア38：868-9（2002）
15) 市川　厚「日本薬学会（薬学教育モデル・コアカリキュラム、薬学教育実務実習・卒業実習カリキュラム）について」ファルマシア39：239（2003）
16) 山本郁男「21世紀開設の薬学部」ファルマシア39：507（2003）

辞典類は下記を使用した。
★日本大百科全書（小学館）
★世界人名辞典（岩波書店）
★最新医学大事典（医歯薬出版）
★医学大事典-プロメディカ（南山堂）
★標準漢和辞典（旺文社）
★大図典（講談社）

著者略歴

**岡部　進**（おかべ　すすむ）

| | |
|---|---|
| 1939年 | 福岡県小倉に生まれる |
| 1962年 | 熊本大学薬学部卒業 |
| 1967年 | 東京大学薬学系大学院博士課程修了（薬博） |
| 1967年 | 東京大学薬学部助手 |
| 1969年 | 米国ペンシルバニア大学消化器内科学教室に留学 |
| 1972年 | 米国ロチェスター大学消化器外科学教室に留学 |
| 1972年 | 東京大学薬学部助手復職 |
| 1977年 | 東京大学薬学部助教授 |
| 1977年4月～ | 京都薬科大学教授 |
| 2001年 | ペーチ大学（ハンガリー）名誉医学博士 |

©2004　　　　　　　　　　　第1版発行　2004年2月16日

海外の薬剤師を訪ねて

（定価はカバーに表示してあります）

著　者　岡　部　　進

発行所　株式会社　新興医学出版社
発行者　服　部　秀　夫
〒113-0033　東京都文京区本郷6-26-8
電話　03（3816）2853
FAX　03（3816）2895

検印省略

印刷　株式会社春恒社　　ISBN 4-88002-464-3　　郵便振替　00120-8-191625

・本書およびCD-ROM（Drill）版の複製権・翻訳権・上映権・譲渡権・公衆送信権（送信可能化権を含む）は株式会社新興医学出版社が所有します。
・JCLS ＜(株)日本著作出版権管理システム委託出版物＞
本書の無断複写は著作権法上での例外を除き禁じられています。複写される場合は，その都度事前に(株)日本著作出版権管理システム（電話03-3817-5670, FAX03-3815-8199）の許諾を得てください。